Professor Dr. med. Wilhelm Feuerlein
Dipl.-Psych. Franz Dittmar

Wenn Alkohol zum Problem wird

≡ **TRIAS** THIEME HIPPOKRATES ENKE

Anschriften der Verfasser:

Prof. Dr. med. Wilhelm Feuerlein
ehem. Leiter der Psychiatrischen
Poliklinik am Max-Planck-Institut
für Psychiatrie
Kraepelinstraße 10
8000 München 40

Dipl.-Psych. Franz Dittmar
Leiter der Ambulanz für
Psychosoziale Beratung und
Behandlung im Caritas-Verband für
die Diözese Passau
Obere Donaulände 8/II
8390 Passau

Umschlaggestaltung und
Konzeption der Typographie:
B. und H. P. Willberg, Eppstein/Ts.

Umschlagzeichnung:
Friedrich Hartmann, Stuttgart

*CIP-Titelaufnahme
der Deutschen Bibliothek*

Feuerlein, Wilhelm:
Wenn Alkohol zum Problem wird /
Wilhelm Feuerlein ; Franz Dittmar.
– 3., überarb. Aufl. – Stuttgart :
TRIAS – Thieme Hippokrates Enke,
1989
   Bis 2. Aufl. im Verl. Thieme,
   Stuttgart, New York
NE: Dittmar, Franz:

(Die vorausgegangenen Auflagen
erschienen unter dem gleichen Titel
mit der ISBN 3-13-565602-0 im
Georg Thieme Verlag innerhalb der
Reihe ›Thieme Ärztlicher Rat‹)

© 1978, 1989 Georg Thieme Verlag,
Rüdigerstraße 14,
D-7000 Stuttgart 30
Printed in Germany
Satz und Druck: Druckhaus Dörr,
Inhaber Adam Götz,
D-7140 Ludwigsburg
(Linotype System 5 [202])

ISBN 3-89373-006-0   1 2 3 4 5 6

Wichtiger Hinweis: Medizin als
Wissenschaft ist ständig im Fluß.
Forschung und klinische Erfahrung
erweitern unsere Kenntnisse, insbesondere was Behandlung und medikamentöse Therapie anbelangt.
Soweit in diesem Werk eine Dosierung oder eine Applikation erwähnt
wird, darf der Leser zwar darauf ver-
trauen, daß Autoren, Herausgeber
und Verlag größte Mühe darauf ver-
wandt haben, daß diese Angabe genau dem **Wissensstand bei Fertig-
stellung des Werkes** entspricht.
Dennoch ist jeder Benutzer aufgefor-
dert, die Beipackzettel der verwende-
ten Präparate zu prüfen, um in eigener Verantwortung festzustellen, ob
die dort gegebene Empfehlung für
Dosierungen oder die Beachtung von
Kontraindikationen gegenüber der
Angabe in diesem Buch abweicht.
Das gilt besonders bei selten verwen-
deten oder neu auf den Markt ge-
brachten Präparaten und bei den-
jenigen, die vom Bundesgesundheits-
amt (BGA) in ihrer Anwendbarkeit
eingeschränkt worden sind. Benutzer außerhalb der Bundesrepublik
Deutschland müssen sich nach den
Vorschriften der für sie zuständigen
Behörde richten.

Inhaltsverzeichnis

Alkoholismus – Mißbrauch und Abhängigkeit

Was ist das: Alkoholismus?

Alkoholismus ist zwar ein unscharfer Begriff, er hat aber seit mehr als 100 Jahren weltweit Eingang in die Umgangs- und Amtssprache gefunden, so daß man nicht völlig auf ihn verzichten kann. Allerdings bedarf er genauerer Erklärung.

Abhängigkeit

Noch vor wenigen Jahrzehnten hat man formuliert: »Wen der Trunk körperlich, psychisch und in seiner sozialen Stellung geschädigt hat, der wird als Trinker bezeichnet.« Trunksucht *(Alkoholismus)* wurde hier also durch die von ihr verursachten Schäden definiert. In den letzten 10 Jahren setzt sich aber mehr die Unterscheidung zwischen Alkohol*mißbrauch* und Alkohol*abhängigkeit* durch. Als Alkoholkranker sollte demnach nur gelten, wer *zusätzlich* zu seinen durch übermäßigen Alkoholkonsum verursachten körperlichen, psychischen und sozialen Schäden auch Zeichen einer Alkoholabhängigkeit aufweist. Die Abhängigkeit läßt sich durch bestimmte körperliche und psychische Merkmale charakterisieren (Seite 8 und 9).

Alkoholmißbrauch

Im Vorfeld des Alkoholismus steht der Alkoholmißbrauch. Der Alkoholmißbrauch läßt sich schwer beschreiben. Natürlich stellt ein Rausch (Seite 22) immer einen Alkoholmißbrauch dar. Es hängt jedoch nicht nur von der genossenen Menge ab, ob von Alkoholmißbrauch gesprochen werden kann. Schon beim Konsum geringer Mengen kann ein Mißbrauch vorliegen, z. B. wenn alkoholische Getränke zur Unzeit genossen werden (vor einer Autofahrt; bei gleichzeitiger Medikamenteneinnahme [Seite 36] u. a.). Auch wenn ausschließlich Alkohol-Folgeschäden (Seite 15 ff) bestehen, wird noch von Alkoholmißbrauch gespro-

chen. Vom Alkoholmißbrauch gibt es fließende Übergänge zur Alkoholabhängigkeit.

═ Alkoholkrankheit

Wie bereits betont, ist als Alkoholkranker zu bezeichnen, wer
alkoholabhängig ist oder erste Anzeichen der Entwicklung einer
Abhängigkeit zeigt.

Wir wissen aber auch, daß wir sicherlich nicht allgemein von
dem Alkoholkranken sprechen können; wir kennen vielmehr verschiedene Typen von Alkoholkranken (Seite 3) und verschiedene Verlaufs-
stadien der Krankheit (Seite 6). Dabei sind die Art und Weise des
Trinkens *(Trinkverhalten)* und die *Schwere der Alkoholfolgeschäden*
maßgebend. Die Trinkmenge spielt nur eine nachrangige Rolle. Alkohol
wird nämlich von verschiedenen Menschen unterschiedlich gut vertragen. Die Alkoholverträglichkeit hängt damit zusammen, ob der Mensch
körperlich und seelisch gesund ist, ob er zusätzlich andere Gifte konsumiert (z. B. Nikotin) u. v. a. m. Es lassen sich somit für die Trinkmenge
keine festen Grenzwerte (»Verträglichkeitsgrenzen«) angeben, innerhalb derer der regelmäßige Alkoholkonsum sicher gefahrlos ist.

Durch höchstrichterliche Urteile wurde anerkannt, daß die
Alkoholabhängigkeit (und deren erste Anzeichen) als Krankheit anzu-
sehen sind. Dies hat zur Folge, daß Alkoholismus auch versicherungs-
rechtlich wie jede andere Erkrankung gehandhabt wird, z. B. daß die
Behandlungskosten vom zuständigen Kostenträger übernommen werden müssen (Seite 77). Dies gilt nicht für Privatkrankenkassen.

Der Alkoholismus ist die häufigste und wichtigste sozialmedizi-
nische Krankheit. Er ist in seinem Verlauf und in seinen Folgen (z. B.
Zahl der Todesfälle) durchaus mit anderen Volkskrankheiten wie
Herz-, Kreislaufkrankheiten, Krebserkrankungen oder Tuberkulose
vergleichbar.

≡ ## Welche Haupttypen von Alkoholkranken (nach Jellinek) können wir unterscheiden

Wenn im folgenden versucht wird, einige Haupttypen von Alkoholkranken zu beschreiben, so sei vorausgeschickt, daß – wie bei fast allen Kategorisierungsversuchen in anderen Fachgebieten – die aufgeführten Einteilungsmerkmale nicht immer zutreffen und die Alkoholkranken nicht immer und nicht vollständig in die vorgegebenen Typen einzuordnen sind. Es gibt viele Übergangsformen und Mischtypen. Weiterhin ist diese Einteilung nicht statisch: So entwickelt sich häufig der Konflikttrinker langsam hin zum süchtigen Trinker, der Gelegenheitstrinker langsam zum Gewohnheitstrinker (Tab. 1).

Tab. 1   Übersicht über die verschiedenen Erscheinungsformen von Alkoholkranken (nach *Jellinek*)

	Körperliche Abhängigkeit	Psychische Abhängigkeit	»Kontrollverlust«	Sonstige Merkmale
Konflikttrinker (Alpha-Trinker)	nein	ja	nein	trinkt häufig sehr viel bei Problemen
Gelegenheitstrinker (Beta-Trinker)	nein	nein	nein	trinkt vornehmlich an Wochenenden und/ oder in Gesellschaft; hat aber bereits körperliche und geistige Schäden
Süchtiger Trinker (Gamma-Trinker)	ja (meist)	ja	ja	kann Tage und Wochen *ohne* Alkohol auskommen
Gewohnheitstrinker (Delta-Trinker)	ja	nein (kann sich aber entwickeln)	nein	trinkt regelmäßig viel; kommt häufig aus alkoholnahem Beruf
Quartalstrinker (Epsilon-Trinker)	ja (nach Trinkexzessen)	nein	ja (bei Trinkexzessen)	trinkt unmäßig in Abständen, in der Zwischenzeit normal

▬ »Konflikttrinker« (Alpha-Trinker)

Kennzeichnend für diesen Typ eines Alkoholkranken ist die psychische Abhängigkeit (Seite 9) vom Alkohol. Wie schon der Name sagt, trinken Konflikttrinker vornehmlich, um irgendwelche Spannungszustände aushalten zu können, z. B. wenn sie vor ihnen liegende Probleme (Prüfungen, Konflikte im privaten oder beruflichen Bereich u. ä.) bewältigen sollen. Weiterhin sind unter diesen Trinktyp Menschen zu zählen, die an schweren körperlichen und/oder psychischen Beeinträchtigungen leiden und glauben, ihre schwierige Situation nur unter Alkohol ertragen zu können.

Konflikttrinker zeigen im allgemeinen jedoch keine körperliche Abhängigkeit (Seite 3) und verlieren auch kaum die Kontrolle über ihr Trinken. Sie schweben jedoch dauernd in Gefahr, sich zum »süchtigen Trinker« zu entwickeln.

▬ »Gelegenheitstrinker« (Beta-Trinker)

Sie trinken nur dann übermäßig, wenn sich in Gesellschaft oder zu bestimmten Festtagen und Feierlichkeiten die Gelegenheit dazu bietet. Körperliche und psychische Abhängigkeit (Seite 8 und 9) sind bei diesem Trinktyp nicht zu beobachten, selbstverständlich jedoch die üblichen körperlichen und geistigen Alkoholfolgeschäden (Seite 15 ff).

▬ »Süchtige Trinker« (Gamma-Trinker)

Es gibt Übergänge vom Konflikttrinker zum süchtigen Trinker. Beim süchtigen Trinker besteht meist eine körperliche, vor allem aber eine erhebliche psychische Abhängigkeit vom Alkohol (Seite 8 und 9).

Süchtige Trinker müssen *nicht täglich* trinken, sie können Tage und eventuell auch Wochen völlig ohne Alkohol leben. Wenn sie dann jedoch einmal eine kleine Menge Alkohol trinken, dann können sie sich nicht sicher sein, daß sie nicht über kurz oder lang einen

massiven Rückfall erleiden. Manchmal trinkt der Alkoholkranke dabei
nach dem ersten Glas sofort weiter bis zum Vollrausch, meistens aber
steigert er seine Trinkmenge zunehmend über Wochen hinweg, bis er
zu irgendeinem Zeitpunkt wieder vollständig die Kontrolle darüber
verliert (Seite 9).

Häufig ist auch zu beobachten, daß Menschen, die eigentlich
schon immer relativ viel Alkohol getrunken haben, durch äußere Pro-
blemsituationen (z. B. Ehescheidung, Tod einer Bezugsperson wie Partner oder Mutter oder durch Kündigung im Beruf u. ä.) in einen massiven Alkoholkonsum verfallen und schließlich relativ rasch die Kennzei-
chen eines »süchtigen Trinkers« aufweisen.

»Gewohnheitstrinker« (Delta-Trinker)

Gewohnheitstrinker sind Alkoholkranke, die gewohnheitsmä-
ßig größere Alkoholmengen zu sich nehmen. Aufgrund des oft langjährigen massiven Alkoholkonsums besteht bei ihnen meist eine ausge-
prägte körperliche Abhängigkeit (Seite 8), verbunden mit der Unfähigkeit, auf Alkohol zu verzichten. Die Kontrolle über ihre Trinkmenge
können sie jedoch im allgemeinen aufrecht erhalten. Sie trinken jeden
Tag, haben regelmäßig einen mehr oder minder hohen Alkoholspiegel
(»Spiegeltrinker«, Seite 10), sind aber kaum jemals völlig betrunken.

»Quartalstrinker« (Epsilon-Trinker)

Quartalstrinker sind über Wochen und Monate hinweg völlig
abstinent oder trinken genauso kontrolliert wie ein Nichtalkoholkran-
ker. Plötzlich aber steigern sie ihren Alkoholkonsum, trinken dann über
Tage hinweg große Mengen, so lange, bis sie körperlich zusammenbre-
chen. Während dieser Trinkepisoden besteht dann völliger »Kontrollverlust« (Seite 9); durch den massiven Alkoholexzeß treten oft schwerste soziale Folgen, manchmal auch körperliche Schädigungen (Seite 15)
auf.

☰ Welche Verlaufsphasen finden sich im Alkoholismus?

Im zeitlichen Ablauf der Entwicklung des Alkoholismus können (nach der Einteilung durch Jellinek) 4 Phasen unterschieden werden (Abb. 1):

- voralkoholische Phase,
- Anfangsphase,
- kritische Phase,
- chronische Phase.

Die ersten beiden Phasen werden oft weder vom Betroffenen noch von den Angehörigen richtig wahrgenommen und erkannt.

	Noch nicht alkoholkrank		Alkoholkrank	
Phasen	voralkoholische Phase	Anfangsphase	kritische Phase	chronische Phase
Verlauf des Alkohol- konsums	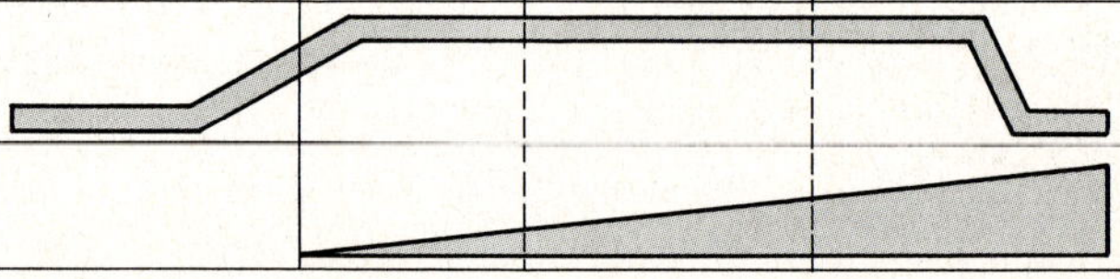			
Alkohol- folgeschäden				
Zeitdauer	Ob ein Mensch überhaupt alkoholkrank wird, bzw. wie lange er braucht, um alkoholarm zu werden und wie lange dann die einzelnen Phasen des Alkoholismus dauern, hängt von den körperlichen und psychischen Eigenheiten des Menschen und von seiner Umwelt ab.			

Abb. 1   Die vier Phasen der Entwicklung des Alkoholismus nach Jellinek

☰ Welche Merkmale kennzeichnen die voralkoholische Phase?

Diese Phase meint das in unserem Land weitgehend übliche (fast schon automatische) Alkoholtrinken: beim Essen, beim Kartenspiel, Fernsehen, zu festlichen Gelegenheiten usw. Die meisten Menschen verbleiben ständig in dieser Phase des gesellschaftlichen Trinkens, aber einige wenige Prozent setzen den Weg zum Alkoholmißbrauch und Alkoholismus fort. Sie trinken häufiger und auch mehr als andere. Dabei beginnen sie, den Alkohol seiner Wirkung wegen zu trinken: der Alkohol verschafft ihnen Erleichterung, verdeckt Probleme und täuscht ein Gefühl der Stärke vor. Damit ist der Weg in die Anfangsphase beschritten.

≡ Welche Merkmale kennzeichnen die Anfangsphase?

In dieser Phase vollzieht sich das Abrutschen des Alkoholgefährdeten zum Alkoholabhängigen. Es kommt zu »Gedächtnislücken« während der Trinkperiode (Seite 20) und stärkerer Abhängigkeit vom Alkohol. Gelegenheiten werden gesucht, ein paar Gläser oder Schnäpse ohne Wissen des Partners oder der Kollegen zu trinken (»heimliches Trinken«), die Gedanken kreisen fast ständig um den Alkohol. Gewissensbisse wegen des steigenden Alkoholkonsums verunsichern zunehmend die Persönlichkeit und steigern den Alkoholkonsum weiter: er beginnt allmählich, die Kontrolle über seinen Alkoholkonsum zu verlieren (Seite 9).

An diese Phase schließt die kritische Phase an.

≡ Welche Merkmale kennzeichnen die kritische Phase?

Der Betroffene kämpft gegen seine Alkoholkrankheit und verfällt ihr dennoch immer mehr. Weitere typische Charakteristika dieser Phase sind: der Versuch, sein Trinken zu rechtfertigen, wachsendes Desinteresse an Freizeitbeschäftigungen; Streitereien in der Familie und Konflikte am Arbeitsplatz bis hin zum Arbeitsplatzverlust.

In der Folge isoliert sich der Alkoholkranke zunehmend, auch seine Freunde ziehen sich von ihm zurück. Er vernachlässigt seine Ernährung und trinkt regelmäßig schon am Morgen oder am Vormittag. Beim Absetzen des Alkohols treten verschiedene Entzugserscheinungen auf (z. B. Zittern, Brechreiz, Schweißausbrüche u. ä.). Neben der psychischen Abhängigkeit (Seite 9) hat der Kranke jetzt auch die körperliche Abhängigkeit entwickelt (Seite 8 unten).

An die kritische Phase schließt sich die chronische Phase an.

☰ Welche Merkmale kennzeichnen die chronische Phase?

Die chronische Phase der Alkoholabhängigkeit setzt mit Rauschzuständen ein, die oft tagelang andauern. Typisch für diese Phase sind auch die organischen Schädigungen des Gehirns, die sich in deutlichen Gedächtnisstörungen und einer Veränderung der Persönlichkeit des Alkoholkranken (Seite 2) zeigen. Schließlich tritt der sogenannte *Toleranzbruch* auf. Der Alkoholkranke benötigt dann nur geringe Mengen Alkohol, um so betrunken zu sein, wie er es früher mit großen Mengen war. Toleranzbruch heißt also, daß die Alkoholverträglichkeit (fast) völlig zusammengebrochen ist. In diesem fortgeschrittenen Stadium der Krankheit sind die Alkoholkranken meist nicht mehr arbeitsfähig.

☰ Worin zeigt sich die körperliche (= physische) Abhängigkeit vom Alkohol (Entzugserscheinungen)?

Die körperliche Abhängigkeit ist die Folge eines langjährigen, übermäßigen Alkoholgenusses und der dadurch entstandenen Anpassung des Körpers an den Alkohol: der Körper entwickelt eine Toleranz *(Toleranzentwicklung)*. Die Wirkung der Droge, in diesem Fall des Alkohols, läßt nach bzw. der Körper braucht immer mehr von der Droge, um die ursprüngliche Wirkung zu erreichen *(Dosissteigerung)*. Trinkt der Kranke aus irgendwelchen Gründen (z. B. Unfall mit anschließendem Krankenhausaufenthalt) einige Tage keinen Alkohol mehr, kann sich der Körper nicht umstellen; Entzugssymptome sind die Folge (z. B. Zittern, Brechreiz, starkes Schwitzen, Schlafstörungen, Angst und Unruhe); sie können sich bis zu einer schweren, lebensgefährlichen Geistesstörung *(Alkoholdelir*, Seite 21) steigern.

≡ Worin zeigt sich die psychische Abhängigkeit vom Alkohol (»Kontrollverlust«)?

Wer einmal erfahren hat, daß Alkohol ein Nachlassen von Angst und Spannung oder eine Verbesserung der Stimmung und der Leistungsfähigkeit bewirken kann, wird in ähnlicher Situation immer wieder vom Alkohol eine derartige Wirkung erwarten und deswegen ein Verlangen nach Alkohol verspüren, dem allmählich kaum mehr widerstanden werden kann. Dieser Zustand wird als *psychische Abhängigkeit* bezeichnet. Der Abhängige trinkt dann im Verlauf seiner Krankheit (Seite 12) immer mehr und immer häufiger. In vielen Fällen ist damit eine zunehmende Verschlechterung oder gar ein Verlust der Kontrolle über den Alkoholkonsum verbunden (»Kontrollverlust«).

Der »Kontrollverlust« setzt nur *selten* bereits beim ersten Schluck Alkohol ein: In diesem Falle trinkt der Kranke mit großer Gier innerhalb kürzester Zeit sehr viel Alkohol bis hin zur völligen Trunkenheit. In den *meisten* Fällen aber vermag der Betroffene geringere Mengen Alkohol problemlos zu trinken. Erst nach 3–4 Gläsern ist er nicht mehr in der Lage, mit dem Trinken aufzuhören und trinkt dann wesentlich mehr, als er eigentlich wollte. Typisch ist hier die Aussage vieler Alkoholkranker: »Nach ein paar Bieren beginnt bei mir erst der Durst.«

Die Tatsache, »geringe Mengen Alkohol zu vertragen«, verleitet viele Alkoholkranke immer wieder zu dem Versuch, kontrolliert zu trinken (Seite 54 f). Der Vorsatz und leider oft auch der ärztliche Rat, sich nur auf 2 oder 3 Biere zu beschränken, verkennt die Problematik der psychischen Abhängigkeit völlig. Kontrolliertes Trinken gelingt dem Alkoholkranken meist nur tage- oder vielleicht wochenlang. Dann aber – aus irgendeinem Anlaß – wird diese Trinkmenge überschritten. Damit ist der Rückfall (Seite 55) endgültig eingetreten. Weitere Zeichen psychischer Abhängigkeit sind die Einengung der Interessen auf Alkohol sowie das Trinken trotz eindringlicher Warnungen durch den Arzt oder andere Fachleute. Obwohl der Betreffende sich völlig im klaren darüber ist, daß diese Warnungen gerechtfertigt sind, kann er sein Trinken nicht beenden: er trinkt sozusagen wider besseres Wissen!

≡ Was ist »Spiegeltrinken«?

Viele Alkoholkranke, die aufgrund von Konflikten oder aus Gewohnheit alkoholkrank wurden, fühlen sich nur dann wohl, wenn sie eine bestimmte Menge Alkohol, also einen bestimmten »Alkoholspiegel« im Blut haben. Da aber der Alkohol im Körper laufend abgebaut wird (Seite 90), muß der Alkoholkranke den abgebauten Alkohol immer wieder ergänzen, weil sonst Entzugserscheinungen auftreten (Seite 8). Diesen steten Versuch, den »Alkoholspiegel« aufrechtzuerhalten, nennt man »Spiegeltrinken«.

≡ Was ist Erleichterungstrinken?

Von Erleichterungstrinken spricht man, wenn für einen Menschen Ängste, Minderwertigkeitsgefühle, Einsamkeit und viele andere Probleme leichter zu ertragen sind, wenn er Alkohol trinkt. Dieses Erleichterungstrinken steht häufig am Anfang des Weges zum Alkoholismus, führt zu immer größeren Schwierigkeiten und dadurch wieder zu häufigerem und stärkerem Trinken (»Teufelskreis«) (Abb. 2).

Sich Probleme durch Alkoholtrinken zu erleichtern, bedeutet aber keinesfalls, daß diese Probleme auch gelöst werden – im Gegenteil, der Alkohol *verhindert* ihre Lösung, schafft aber zusätzlich neue! Alkohol ist bereits deshalb kein geeignetes Mittel, mit Problemen fertig zu werden!

≡ Gibt es eine Suchtverlagerung (»Umsteigeeffekt«)?

Alkoholkranke, die anfangen, abstinent zu leben, berichten über erhöhten Konsum von Zigaretten, Kaffee, Mineralwasser usw. Man könnte auch sagen, sie »steigen um« auf andere Mittel. Hat sich also jetzt die Sucht verlagert?

Wie wir wissen, wird der Alkohol vom Abhängigen meist seiner Wirkung wegen benutzt (Seite 4 und 10). Trinkt er jetzt keinen Alkohol mehr, so steht er – zumindest anfangs – seinen Problemen recht hilflos gegenüber. Die Angst ist ja noch vorhanden, die er vorher

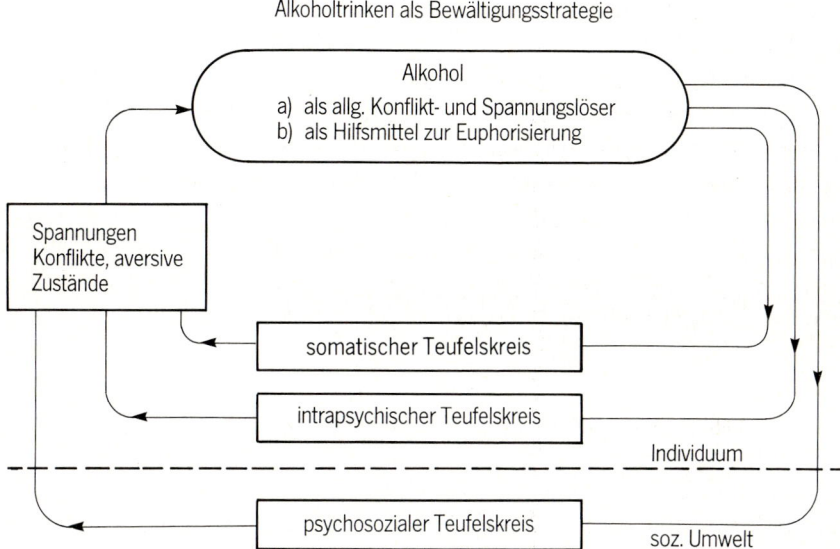

Alkoholtrinken als Bewältigungsstrategie

Alkohol
a) als allg. Konflikt- und Spannungslöser
b) als Hilfsmittel zur Euphorisierung

Spannungen
Konflikte, aversive
Zustände

somatischer Teufelskreis

intrapsychischer Teufelskreis

Individuum

psychosozialer Teufelskreis

soz. Umwelt

Abb. 2   Teufelskreise der Alkoholabhängigkeit (aus *Küfner, H.:* Wien. Z. Suchtforsch. 4
[1981] 3)

»wegtrinken« konnte, er ist deshalb unruhig und nervös. Diesen Unruhezustand sucht er jetzt mit nicht-alkoholischen Mitteln zu bekämpfen. Solche »Ersatz-Mittel« müssen wir jedoch ihrer Gefährlichkeit nach
unterschiedlich betrachten und bewerten.

Gefährlich sind eine ganze Reihe von »Ersatz-Mitteln«, die –
ähnlich wie der Alkohol – zu körperlichen Schäden und zu Abhängigkeit führen können, z.B. bestimmte Medikamente (manche Psycho-
pharmaka, Schmerz- und Schlafmittel) oder Tabakwaren (Seite 36ff).

Primär ungefährlich ist es, wenn der Alkoholabhängige auf
Dinge »umsteigt«, die ihm auch sonst gut schmecken (z.B. Kuchen,
Schokolade) oder einfach auf nicht-alkoholische Getränke (z.B. Wasser,
Limonaden).

Neben dem oben beschriebenen Effekt, mit diesen Mitteln den
vorhandenen Unruhezustand bekämpfen zu wollen, dürften auch Pro-

bleme einer körperlichen und psychischen Gewöhnung eine Rolle spielen. Vom körperlichen Aspekt her dürften Flüssigkeits- und Kohlenhydratzufuhr Mangelerscheinungen ausgleichen, die durch Alkohol selbst oder durch sein schnelles Absetzen entstanden sind. Vom psychischen Aspekt her wissen wir, daß »viel Essen« oder »viel Trinken« am ehesten Verhaltensweisen darstellen, die aufgrund von Gewohnheit entstanden sind.

≡ Wer wird vom Alkoholismus betroffen (Ausbreitung)?

Der Alkoholismus ist eine Krankheit, die in fast allen Teilen und Altersstufen unserer Bevölkerung zu beobachten ist: bei Frauen (Seite 49) und Männern, bei Erwachsenen und Jugendlichen (Seite 50). Alkoholkranke finden sich in allen sozialen Schichten und Berufsgruppen, wenn auch unterschiedlich häufig (Seite 47).

Nach den neuesten Untersuchungen beträgt die Anzahl der behandlungsbedürftigen Alkoholkranken in der *Bundesrepublik Deutschland* ca. 2–3% der Gesamtbevölkerung; dieser Prozentsatz entspricht somit einer Gesamtzahl von 1,2–1,8 Millionen Alkoholkranken.

Auch in *Österreich* beträgt die Anzahl der behandlungsbedürftigen Alkoholkranken 2–3% der Bevölkerung; insgesamt ist somit in Österreich mit ca. 140 000–210 000 Alkoholkranken zu rechnen.

In der *Schweiz* wird die Zahl der Alkoholkranken auf mindestens 2% der Gesamtbevölkerung (d. h. mindestens 130 000) geschätzt.

≡ Wieviel wird getrunken?

≡ Bundesrepublik Deutschland

Der Pro-Kopf-Verbrauch, umgerechnet auf reinen Alkohol, stieg von 3,27 l im Jahre 1950 auf 11,8 l im Jahre 1985 (1986: 11,5 l), ist aber in den letzten Jahren leicht rückläufig (Maximum 1980: 12,7 l).

Der Bierverbrauch stieg im gleichen Zeitraum von 38,1 l auf 145,5 l (1986: 146,4 l). Er hatte seinen Höhepunkt 1976 mit 150,9 l. Der Weinverbrauch ist von 5,1 l auf 25,6 l angestiegen, ebenfalls aber in den letzten Jahren leicht rückläufig (1986: 23,3 l). Dies gilt auch für den Schnaps: Der Konsum stieg von 3,0 l auf 6,1 l an (1986 ebenfalls 6,1 l), hatte aber seinen Höhepunkt 1979 mit 8,8 l (Abb. 3).

Die Ausgaben für alkoholische Getränke sind in den letzten Jahren ebenfalls leicht rückläufig: 1980 wurden pro Kopf 636 DM, 1985 pro Kopf 534 DM ausgegeben (1986: 530 DM). Insgesamt betrug der Aufwand für alkoholische Getränke im Jahre 1985 etwa 32,6 Milliarden DM (1986: 32,4 Milliarden DM).

Österreich

Der Pro-Kopf-Verbrauch an reinem Alkohol betrug 1954 etwa 4,8 l, 1984 etwa 10,9 l, ist also im Laufe von 30 Jahren um ca. das 2½-fache angestiegen. Allerdings ist seit Anfang der 70er Jahre kein weiterer Anstieg des Pro-Kopf-Verbrauchs mehr zu beobachten: Der Konsum hat sich anscheinend auf einem relativ hohen Niveau eingependelt. Auf einzelne Getränkearten verteilt zeigte sich 1984 folgender Pro-Kopf-Konsum: 112,2 l Bier, 36 l Wein und 4,8 l Spirituosen. Für den privaten Konsum wurden in Österreich 1984 insgesamt 30,043 Milliarden ÖS für alkoholische Getränke ausgegeben, das sind pro Kopf 4006 ÖS.

Schweiz

In der Schweiz betrug nach Angaben der Eidgenössischen Alkoholverwaltung der Pro-Kopf-Verbrauch reinen Alkohols 1984 insgesamt 11,1 l. Im einzelnen wurden pro Einwohner 68,6 l Bier, 49,9 l Wein und 5,3 l Branntwein getrunken. In den Jahren 1976–1980 wurden durchschnittlich ca. 5,2 Milliarden Schweizer Franken für alkoholische Getränke, d. h. pro Kopf der Bevölkerung 821 Schweizer Franken ausgegeben.

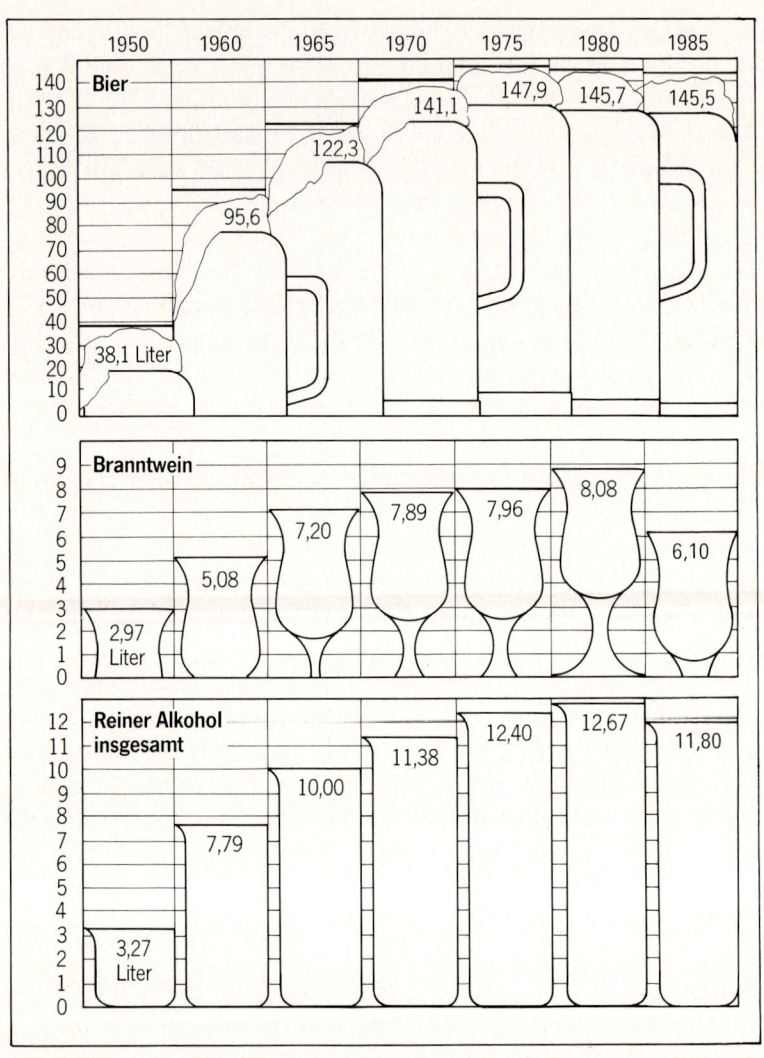

Abb. 3   Pro-Kopf-Verbrauch von Alkohol in der Bundesrepublik Deutschland

Folgen des Alkoholmißbrauchs

≡ **Welche Folgen können durch Alkoholmißbrauch entstehen?** (s. Abb. 4)

Der Alkoholmißbrauch führt zu

– **Schädigung der körperlichen Gesundheit (Seite 15 ff),**
– **psychischen Störungen (Seite 19 ff),**
– **sozialen Schwierigkeiten (Seite 25 ff).**

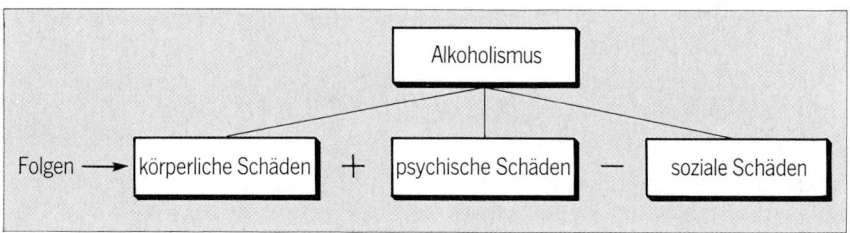

Abb. 4   Folgeerscheinungen des Alkoholmißbrauchs

≡ **Welche körperlichen Schäden können durch Alkoholmißbrauch entstehen?**

Alkohol hat wie keine andere vergleichbare Substanz gleichzeitig 4 verschiedene Eigenschaften: Er ist ein *Nahrungsmittel,* ein *Genuß-mittel,* ein *Rauschmittel,* und ein *Gift* (Seite 41). Alkohol ist sogar sehr giftig, wenn er in größeren Mengen rasch getrunken wird. So kann z. B. eine Flasche Schnaps, in kurzer Zeit getrunken, zu tödlicher Vergiftung führen (Seite 23). Aber auch geringere Mengen können äußerst schädlich sein, wenn sie regelmäßig über längere Zeit getrunken werden. Dabei ist zu bedenken, daß die Verträglichkeit des Alkohols von Person zu Person erheblich schwanken kann.

Alkohol kann fast alle Organsysteme schädigen. Wenn sich der Betreffende zusätzlich ungenügend und fehlerhaft ernährt, entsteht ein Mangel an einzelnen Vitaminen (Seite 41). Dieser Mangel führt dann zu weiteren körperlichen Schädigungen. Die wichtigsten Körperschäden sind:

- Schädigungen der Leber (Fettleber, Hepatitis, Leberzirrhose),
- Schädigungen der Magenschleimhaut (Gastritis),
- Schädigungen der Bauchspeicheldrüse (Pankreatitis),
- Schädigungen des Herzens (Kardiomyopathie),
- Nervenentzündungen (Polyneuropathie),
- Hirnschädigungen,
- sonstige Krankheiten (erhöhte Infektionsanfälligkeit, bestimmte Krebserkrankungen, Schädigungen der männlichen Geschlechtsorgane),
- Schädigungen des Embryos (Seite 21).

Schädigungen der Leber

Der Abbau des Alkohols geschieht fast ausschließlich in der Leber. Die Leber wird damit zum Hauptangriffspunkt des Alkohols. Schon geringe Mengen Alkohol können Veränderungen im Zellaufbau der Leber verursachen, die sich aber wieder zurückbilden. Bei längerdauerndem Konsum von größeren Mengen Alkohol treten regelmäßig schwere Schäden der Leber auf. Es hat sich gezeigt, daß mit Leberschäden zu rechnen ist, wenn täglich mehr als 60 g Alkohol getrunken werden (diese Menge entspricht z. B. 2 l Bier oder ¾ l Wein oder 5 großen Schnäpsen 35 Vol%). Bei Frauen liegt der Grenzwert deutlich niedriger. Hier muß jedoch ausdrücklich betont werden, daß die angegebenen Mengen nichts aussagen über mögliche Schäden in anderen Organsystemen: dort können bereits wesentlich geringere Mengen, über lange Zeit hinweg genossen, zu erheblichen Schädigungen führen!

Die Leberschädigungen zeigen sich zunächst meist in einer Verfettung der Leberzellen *(Fettleber)*. Gleichzeitig kommt es zu einer Vergrößerung des Organs. Infolge der Verfettung nimmt dann die Funktionsfähigkeit der Leber ab, die für den Körper absolut lebenswichtig ist. Die Leberverfettung läßt sich in vielen Fällen auch durch bestimmte Blutuntersuchungen erkennen. Bei Alkoholabstinenz ist eine Rückbildung der Leberverfettung und auch der erhöhten Laborwerte zu erwarten. Es muß hier ganz allgemein betont werden, daß mit der Normalisierung der Organbefunde das Problem des Betroffenen, nämlich sein Alkoholmißbrauch oder seine Abhängigkeit, in keiner Weise gelöst ist, sondern einer eigenen Behandlung bedarf (s. unten).

Eine weitere, wesentlich schwerwiegendere Schädigung der Leber besteht in der alkoholisch bedingten Leberentzündung (Hepatitis). Dabei kommt es zu entzündlichen Veränderungen am Lebergewebe. Vielfach treten auch erhebliche klinische Krankheitserscheinungen wie Verdauungsstörungen und Gelbsucht auf. Die Leberentzündung ist besonders deswegen gefährlich, weil sie zur Leberzirrhose führen kann. Bei dieser Krankheit, die chronisch über Jahre verläuft und auch weiter fortschreiten kann, wenn der Alkoholmißbrauch aufgegeben wird, wird das Lebergewebe durch ein Gewebe ersetzt, das die Funktion der Leber nicht zu erfüllen vermag, nämlich durch Bindegewebe. Im späten Verlauf der Leberzirrhose kommt es zu Völlegefühl, starken Blähungen, schließlich Wassersucht (Aszites) und Ausweitung der Blutgefäße an der Speiseröhre (Ösophagusvarizen), die zu lebensgefährlichen Blutungen führen können. Die Leberzirrhose ist die häufigste Todesursache der Alkoholkranken. Zwar gibt es für die genannten Leberschäden auch andere Ursachen, doch in den meisten Fällen werden sie durch Alkoholmißbrauch bedingt.

=== Magenschleimhautentzündung (Gastritis)

Durch langdauernden Konsum besonders von hochprozentigem Alkohol kommt es zu einer Schädigung der Magenschleimhaut, die sogar zu Magenblutungen mit Bluterbrechen führen kann. Meist bestehen die Beschwerden in Völlegefühl, Magenschmerzen, Brechreiz und Appetitlosigkeit.

═══ Entzündungen der Bauchspeicheldrüse (Pankreatitis)

Etwa ein Viertel aller Menschen, die an dieser schweren Krankheit leiden, sind Alkoholkranke. Die Pankreatitis äußert sich in sehr heftigen Schmerzen im Oberbauch, die mit Verdauungsstörungen und Durchfällen verbunden sind. Die Krankheit kann zum Tode führen.

═══ Herzmuskelerkrankung (Kardiomyopathien)

Manchmal schädigt der Alkoholmißbrauch den Herzmuskel, was sich in Herzklopfen, Atemnot und Schwellungen (vorwiegend in den Beinen) äußert.

═══ Nervenentzündungen

Jeder 5. Alkoholkranke bekommt diese Krankheit. Sie befällt hauptsächlich die Nerven der Beine. Es beginnt mit Taubheitsgefühl und Schmerzen in den Beinen. Später können noch Lähmungen der Muskulatur hinzukommen, so daß das Geh- und Stehvermögen schwer gestört wird. Die Nerven der Arme und anderer Körperteile werden seltener betroffen.

═══ Hirnschädigungen

Das Gehirn gehört zu den am häufigsten und schwersten betroffenen Organen. Allerdings sind die Folgen der Hirnschädigung oft erst relativ spät zu erkennen. Untersuchungen an Personen mit langjährigem Alkoholmißbrauch haben gezeigt, daß diese im Gegensatz zu Nichtalkoholkranken viel häufiger eine Hirnschrumpfung bekommen, wie sie sonst bei alten Leuten oder bei bestimmten schweren Hirnkrankheiten beobachtet wird. Mit dieser Hirnschrumpfung geht häufig eine Verminderung der geistigen Leistungsfähigkeit (Seite 19f) einher. Die Hirnschäden können sich im Laufe von Monaten ganz oder teilweise zurückbilden, aber nur, wenn strikte Alkoholabstinenz eingehalten wird.

=== Sonstige Krankheiten, die mit Alkoholmißbrauch
zusammenhängen

Bei vielen Alkoholkranken nimmt die Anfälligkeit für Infektionskrankheiten (z. B. Grippe) zu, weil die natürlichen Abwehrvorgänge des Körpers geschwächt werden. Bei chronischem Mißbrauch von Alkohol und Tabak kommt es auch häufiger als bei Nichttrinkern und Nichtrauchern zu Krebserkrankungen der oberen Verdauungsorgane, also zu Zungenkrebs, Rachenkrebs, Speiseröhrenkrebs.

Alkohol beeinflußt auch ungünstig die männlichen Sexualorgane. Schon bei einmaligem Konsum größerer Alkoholmengen läßt sich eine deutliche Verminderung des männlichen Sexualhormons im Blut nachweisen. Bei chronischem Alkoholmißbrauch kommt es zu einer Schrumpfung des Hodengewebes, was mit einer Verminderung der Produktion der männlichen Sexualhormone einhergeht. Dies führt zu einer Minderung der Potenz und zusätzlich zu Körperveränderungen wie Anschwellen der Brustdrüsen und Verlust der männlichen Genitalbehaarung.

=== Schädigungen des Embryos (Alkoholembryopathie)

s. dazu Seite 21.

=== **Welche psychischen Störungen
können durch Alkoholmißbrauch entstehen?**

Die durch den Alkoholmißbrauch bedingte Hirnschädigung (Seite 18 f) äußert sich auf psychischem Gebiet vor allem

- in Störungen des Gedächtnisses (Seite 20),
- in einer allgemeinen Verlangsamung,
- im Nachlassen der Urteils- und Kritikfähigkeit und
- in einer Veränderung des Gefühlserlebens mit Enthemmung, Rührseligkeit, zunehmender Gleichgültigkeit.

Die Interessen engen sich immer mehr auf den Alkohol ein, Aufgaben und Verpflichtungen verlieren an Bedeutung (z. B. gegenüber der Familie und dem Beruf [Seite 25 ff]). Angst und traurige Verstimmung mit Schuldgefühlen und Selbstmordgedanken herrschen vor. Nicht selten kommt es besonders im Rauschzustand zu aggressiven Handlungen. Neben diesen Veränderungen der Gesamtpersönlichkeit können manchmal auch Störungen auftreten, die in den Bereich der Geisteskrankheiten gehören wie Sinnestäuschungen (Halluzinationen), Verwirrtheitszustände mit Verlust der Orientierung von Raum und Zeit, Wahnideen (z. B. Verfolgungs- oder Eifersuchtswahn).

In seltenen Fällen, besonders nach Alkoholdelir (Seite 21) und bei unzureichender, vitaminarmer Ernährung, können die Störungen des Gedächtnisses und der Orientierung sehr erheblich sein und jahrelang bestehen bleiben (sogenanntes *Korsakow-Syndrom*). Die Kranken verkennen ihre derzeitige Umgebung und leben gleichsam in einer anderen Situation, die meist aus ihrem früheren Leben stammt. Diese Patienten sind deshalb häufig nicht mehr in der Lage, ihre Angelegenheiten selbst zu besorgen. Sie müssen dann in Pflegeheimen betreut werden.

Was sind Gedächtnislücken (»Filmriß«)?

Alkohol schädigt das Gedächtnis in mehrfacher Hinsicht. Durch Alkohol wird vor allem das »Kurzzeitgedächtnis« beeinflußt. Der Alkoholisierte kann sich z. B. nicht mehr erinnern, in welchem Lokal er war, was er alles gesagt und getan hat, wie er überhaupt nach Hause gekommen ist (»Gedächtnislücken«). Es ist ohne weiteres möglich, daß Familienangehörige und Freunde diese Folgeerscheinungen nicht bemerken und daß der Betroffene selbst sich völlig unauffällig verhält.

Die Gedächtnislücken sind Ausdruck einer akuten Vergiftung des Gehirns. Sie können schon relativ früh im Verlauf einer »Alkoholkarriere« auftreten. Gedächtnislücken gelten als Anzeichen dafür, daß eine alkoholbedingte Hirnschädigung (Seite 19 f) eingetreten ist.

≡ Was ist das Alkoholdelir (Delirium tremens)?

Eine weitere, relativ häufige psychische Störung bei Alkoholismus ist das Delirium tremens (auch als »Delir« bekannt). Es ist eine lebensbedrohliche, akute Geisteskrankheit, die häufig nach einem plötzlichen Alkoholentzug (»Alkoholentzugsdelir«) z. B. bei akuten körperlichen Krankheiten und folgender stationärer Behandlung auftritt. Es kommt dabei zu schweren Angst- und Unruhezuständen sowie Sinnestäuschungen (z. B. »Sehen« von weißen Mäusen und anderen Kleintieren oder von Fäden und »Erleben« von meist grausigen Geschehnissen), auch zu Krampfanfällen. Die Kranken zittern und schwitzen sehr stark und sind manchmal fiebrig. Wenn keine rechtzeitige und sachkundige Behandlung erfolgt, sterben etwa 20% der Kranken, und zwar innerhalb weniger Tage. Das Delirium tremens klingt je nach Behandlung nach einigen Tagen bis maximal 2 Wochen wieder ab. Es können jedoch Störungen der Merkfähigkeit und andere Zeichen einer Hirnschädigung (Seite 19 f) bestehen bleiben.

≡ Schädigt Alkohol das ungeborene Kind?

Wie viele andere Drogen tritt auch der Alkohol bei der schwangeren Frau in den Organismus des Embryos über. Genauso, wie Alkohol in größerer Menge die Mutter schädigt, wird natürlich auch das Kind betroffen; die Gefahr für das Kind ist jedoch weitaus höher, weil sich ja das Gehirn und der gesamte Organismus des Kindes noch in der Entwicklung befinden, nicht ausgereift und damit auch anfälliger sind. Bei langjährigem hohem Alkoholkonsum, der bis in die ersten Monate der Schwangerschaft hinein anhält, werden häufig schwere Schädigungen des Kindes beobachtet, z. B. geringere Körper- und Schädelgröße, Anomalien der Extremitäten, der inneren Organe und der Genitalien, Störungen der geistigen und motorischen Entwicklung (Alkoholembryopathie). Schwangeren Frauen wird von ihren Ärzten dringend geraten, während der Schwangerschaft auf Alkohol völlig zu verzichten.

Ist der Vater alkoholkrank, sind keine Mißbildungen zu erwarten, da die Samenzellen des Mannes vom Alkohol nicht so verändert werden, daß damit Schädigungen des Kindes verbunden sind. Auch im Alkoholrausch gezeugte Kinder (»Rauschkinder«) sind in körperlicher Hinsicht nicht stärker gefährdet als die Kinder, die nicht unter Alkohol gezeugt werden. Wenn sie jedoch in einer Familie mit einem Alkoholkranken aufwachsen, sind sie in jedem Falle in psychosozialer Hinsicht gefährdet (Seite 25).

Was ist ein Alkoholrausch?

Wenn jemand innerhalb kürzerer Zeit größere Mengen Alkohols zu sich nimmt, kommt es zu einer akuten Vergiftung des Körpers, vor allem des Gehirns. Sie äußert sich in einem Zustand gehobener Stimmung, meist verbunden mit Rededrang und gesteigerter Erregbarkeit. Der Alkoholrausch ist also eine *akute Alkoholvergiftung,* von der aus fließende Übergänge zu schweren Vergiftungszuständen mit Bewußtlosigkeit und u. U. tödlichem Ausgang bestehen (Seite 23).

Der Alkoholrausch ist nicht notwendigerweise mit dem Alkoholismus verknüpft; nicht jeder Berauschte ist also alkoholkrank (Seite 2). Die Stärke des Rausches ist nicht nur von der Höhe des Blutalkoholspiegels, sondern auch von vielen anderen Bedingungen (z. B. körperliche und seelische Verfassung, aktuelle Befindlichkeit u. ä.) abhängig. Wir können also nicht davon ausgehen, daß mit einer bestimmten Alkoholmenge auch ein bestimmter Rauschzustand eintreten würde. Dennoch kann man nach bestimmten Gesichtspunkten 3 Rauschstadien beschreiben:

Leichter Rausch: Herabsetzung der psychomotorischen Leistungsfähigkeit, allgemeine Enthemmung, vermehrter Rede- und Tätigkeitsdrang, Beeinträchtigung der Fähigkeit kritischer Selbstkontrolle, erhöhte Bereitschaft zum Kontakt mit anderen, subjektives Gefühl der erhöhten Leistungsfähigkeit.

Mittelgradiger Rausch: Dieser Zustand ist gekennzeichnet durch übersteigerte Glücksstimmung oder aggressive Gereiztheit. Die Orientierung ist noch ungestört. Umweltsituationen und ihre Bedeutung werden durchaus richtig erkannt, jedoch kommt es zu einer Verminderung der Selbstkritik, insbesondere gegenüber der eigenen Rolle in der gegenwärtigen Situation, weiterhin zu Enthemmung, Benommenheit, psychomotorischer Unsicherheit. Das Verhalten ist im besonderen abhängig von der jeweiligen äußeren Situation, was sich in Sprunghaftigkeit und in der Bereitschaft zu primitiven, vorwiegend aggressiven Reaktionen äußert.

Schwerer Rausch: In diesem Zustand kommt es zu schweren Bewußtseinsstörungen und dem Unvermögen, die gegebene Situation wirklichkeitsnah einzustufen, es kommt zu Desorientiertheit, zu motivlosen Angst- oder Erregungszuständen. Vielfach kommt es auch zu schweren körperlichen Ausfallerscheinungen, z. B. Gleichgewichtsstörungen bis hin zur Unfähigkeit zu gehen.

Übermäßiger Alkoholkonsum und besonders der Alkoholrausch werden in der Regel von einer Reihe von körperlichen Störungen gefolgt, die als »Kater« bezeichnet werden. Es bestehen fließende Übergänge zu den Alkoholentzugserscheinungen (Seite 8).

☰ Kann Alkohol tödlich wirken?

Werden größere Mengen Alkohol innerhalb relativ weniger Stunden getrunken, so treten schwere Vergiftungserscheinungen auf, die u. U. rasch zum Tode führen können. Der Körper ist bei raschem Trinken nicht mehr in der Lage, den Alkohol zu verarbeiten, so daß die Blutalkoholkonzentration sehr hoch ansteigt. Bei Erwachsenen tritt der Tod meist bei einer Blutalkoholkonzentration über 4 Promille ein, manchmal aber auch schon viel früher. Todesfälle an akuter Alkoholvergiftung werden schon bei einem Blutalkoholspiegel ab 1,8 Promille beobachtet, denn die Alkoholverträglichkeit ist von Mensch zu Mensch verschieden. Ab ca. 5 Promille sterben mehr als 90% der Betroffenen. Bei längerer Gewöhnung an Alkohol werden andererseits auch höhere Mengen überlebt (Toleranzsteigerung Seite 8).

≡ Wer reagiert besonders empfindlich auf Alkohol?

Besonders empfindlich reagieren auf Alkohol Kinder, körperlich und psychisch Kranke, Personen im Laufe der Genesung nach körperlicher Krankheit (Rekonvaleszenten), nach Kopfverletzungen (Schädel-Hirn-Traumen), nach Gehirn- und Gehirnhautentzündungen (Enzephalitis und Meningitis), Personen im starken Affekt (sehr aufgeregte, traurige oder gutgelaunte) und auch Personen, die gleichzeitig Medikamente nehmen (Seite 36).

Die schnelle Reaktion auf Alkohol hängt weiterhin vom allgemeinen körperlichen Zustand (Müdigkeit, Erschöpfung, Schläfrigkeit) und von der bisherigen Stärke der Gewöhnung an Alkohol ab. In all diesen Fällen sprechen wir von gesenkter Toleranz (= gesenkte Verträglichkeit) gegen Alkohol.

≡ Ist die Lebenserwartung der Alkoholkranken beeinträchtigt?

Die Lebenserwartung des Alkoholkranken im Vergleich zu jener eines Nichtalkoholkranken ist schwer zu beurteilen, weil der Alkoholismus allein selten die Todesursache von Alkoholkranken darstellt. Viele der oben aufgeführten alkoholbedingten Schädigungen (Seite 15 ff) können jedoch zum Tode führen. Dadurch kommt es zu einer Verminderung der allgemeinen Lebenserwartung. Außerdem bringt der Alkoholismus durch die Organschädigungen und die Beeinträchtigung der psychischen Leistungsfähigkeit eine erhöhte Anfälligkeit für viele andere Krankheiten mit sich (Seite 19). Alkoholkranke begehen auch wesentlich häufiger Selbstmord als Nichtalkoholkranke, ebenso sind sie durch Unfälle am Arbeitsplatz, im Verkehr und zu Hause besonders gefährdet (Seite 26 und 28).

≡ Welche sozialen Folgen
können durch Alkoholmißbrauch entstehen?

Die sozialen Folgen des übermäßigen Alkoholkonsums betreffen vornehmlich:

- Familie (Partner und Kinder),
- Beruf und finanzielle Situation,
- Verkehrstüchtigkeit,
- soziale Kontakte (Isolierung),
- Kriminalität.

Alle diese sozialen Folgeerscheinungen führen dazu, daß der Betroffene in der Regel Schritt für Schritt einem deutlichen sozialen Abstieg entgegengeht!

≡ Familie

Partner und Kinder, also die unmittelbaren Angehörigen, werden meist als erste von den Folgen des übermäßigen Alkoholkonsums betroffen. Bereits von der Phase des übermäßigen Trinkens an wird der Partner durch Grobheiten bis hin zu Prügeleien, durch Taktlosigkeiten und Geringschätzung beleidigt und herabgesetzt. Der Partner nimmt den Betroffenen dennoch häufig den Verwandten, Freunden und Bekannten gegenüber in Schutz und versucht dadurch, den Schein einer »heilen Familie« zu wahren. Mit dem Fortschreiten der Krankheit läßt sich jedoch ein Zerfall der Partnerschaft nicht aufhalten. Allmählich verliert der Kranke jegliche Autorität, er ist nicht mehr in der Lage, Aufgaben und Verpflichtungen wie vor Beginn seiner Krankheit nachzukommen. Ein Teil dieser Aufgaben geht also jetzt an die anderen Familienmitglieder über, die sich nun auch gefühlsmäßig von ihm abwenden. Es ist deshalb nicht verwunderlich, daß die Scheidungsrate bei Ehen mit Alkoholkranken wesentlich höherliegt als in der übrigen Bevölkerung (Seite 29). In vielen Fällen ist dann die Ehescheidung nicht nur die Folge, sondern auch die Ursache des Fortschreitens des Alkoholismus. So entsteht ein Teufelskreis, der schließlich zu einer völligen Vereinsamung, zum endgültigen Verfall an die Krankheit und letztlich auch zu der hohen Selbstmordgefährdung von Alkoholkranken führt.

Wie der Partner leiden auch die Kinder: der Kranke ist oft autoritär, ungerecht und unberechenbar. Wegen Nichtigkeiten werden die Kinder schwer bestraft; sie entwickeln schließlich Angst und versuchen, dem Kranken aus dem Wege zu gehen. Andererseits aber: ist dieser nicht alkoholisiert, dann kann er der/die beste Vater/Mutter sein, zugänglich, nett und zärtlich. Somit schwanken die Kinder oft zwischen Ablehnung und Zuneigung und sind ratlos, wie sie sich letztlich verhalten sollen. Unter diesen Umständen ist es nicht überraschend, daß sich unter Kindern von Alkoholkranken besonders häufig Sonderschüler und Schüler finden, die mindestens eine Schulklasse wiederholen mußten. Kinder von Alkoholkranken besuchen auch selten eine weiterführende Schule. Ferner häufen sich bei ihnen Krankheiten, die auf Verwahrlosung zurückzuführen sind, ebenso wie kriminelle Handlungen. Weiterhin ist sicher, daß Kinder aus Familien Alkoholkranker in weitaus höherem Maße wieder alkoholabhängig werden (Seite 46 ff).

Beruf und finanzielle Situation

Die berufliche Leistung wird durch den Alkoholkonsum in vielfältiger Weise negativ beeinflußt. Es kommt zu einem Leistungsabfall, besonders bei Berufen, die ein hohes Konzentrationsvermögen, rasche Reaktionsfähigkeit, genaue Sehleistung, Geschicklichkeit, große Sorgfalt und Gewissenhaftigkeit verlangen. Störungen in diesen Leistungsbereichen werden durch die verschiedenen körperlichen und psychischen Folgeerscheinungen erhöhten Alkoholkonsums hervorgerufen.

Alkoholismus führt auch zu einer vermehrten Unfallhäufigkeit am Arbeitsplatz. Dies konnte in sehr genauen Untersuchungen in verschiedenen Ländern nachgewiesen werden.

Weiterhin führt der Alkoholismus zu einer Häufung des entschuldigten und unentschuldigten Fernbleibens von der Arbeit. So konnte man z.B. feststellen, daß Alkoholkranke wesentlich häufiger als

Tab. 2 Durchschnittliche Anzahl der Krankheitstage pro Jahr bei einem Alkoholkranken und bei einem Nichtalkoholkranken (nach *Muehlemann*)

Nicht arbeitsfähig weil:	Krankheitstage pro Jahr	
	Alkoholkranker	Nichtalkoholkranker
Unfall im Dienst	2,6	1,5
Unfall außer Dienst	2,9	1,6
Grippe	1,5	0,9
Infektionskrankheiten	1,8	0,8
Magen-Darm-Krankheiten	2,3	1,0
Kreislaufkrankheiten	1,5	0,5
Krankheiten des Bewegungsapparates	4,3	2,8
Psychische Krankheiten	2,6	0,1
Trunkenheit	7,0	0,0
anderes	1,4	1,5
Krankheitstage pro Jahr insgesamt:	27,9	10,7

Wie diese Tabelle zeigt, fehlt der Alkoholkranke durchschnittlich an 28 Tagen pro Jahr an seinem Arbeitsplatz, der Nichtalkoholkranke hingegen lediglich an ca. 11 Tagen.

Personen mit üblichem Alkoholkonsum arbeitsunfähig sind (Tab. 2), und zwar meist wegen ihrer Rauschzustände (Seite 22) oder körperlichen Alkoholfolgeerscheinungen (Seite 15 f). Durch die vielen Krankmeldungen und/oder wegen seines Alkoholtrinkens am Arbeitsplatz fällt der Kranke allmählich auch den Vorgesetzten auf, die ihn anfangs vielleicht ermahnen, ihn aber im Wiederholungsfalle entlassen (Seite 31). Er wechselt also häufig seinen Arbeitsplatz, hat deshalb keinen richtigen Kontakt mehr zu seinen Arbeitskollegen, aber auch keine richtige Beziehung zur Arbeit selbst. Er muß sich mit Arbeiten beschäftigen, die nicht seiner Ausbildung entsprechen, er verdient weniger, verliert deshalb auch die »Lust« an der Arbeit und damit seinen festen Halt: der weitere berufliche und finanzielle Abstieg ist nicht mehr aufzuhalten.

═══ Verkehrstüchtigkeit

Der Alkoholeinfluß spielt als Unfallursache bei Kraftfahrern, Radfahrern und Fußgängern eine erhebliche Rolle (Seite 27). Durch die Wirkung des Alkohols kommt es zu einer Beeinträchtigung der gesamten Persönlichkeit und verschiedener Leistungsfunktionen, die beim Verkehrsteilnehmer vorausgesetzt werden müssen (vor allem Gleichgewicht, Seh- und Reaktionsvermögen). Alkohol führt dabei zu einer Überschätzung der eigenen Leistungsfähigkeit, zu einer Steigerung des Leichtsinns, zu mangelnder Sorgfalt und zu einer Verringerung des Verantwortungsgefühls. Alkoholkranke haben dreimal soviel Verkehrsunfälle wie Nichtalkoholkranke.

═══ Soziale Kontakte (Isolierung)

Bitter ist für den Alkoholkranken auch die zunehmende Isolierung: Verwandte, Freunde und Bekannte ziehen sich allmählich vom Kranken zurück. Er ist ihnen zu unzuverlässig und zu unberechenbar. Sie sind peinlich berührt, wenn er in alkoholisiertem Zustand sich selbst oder auch seinen eigenen Partner bloßstellt, wollen mit ihm nicht auf eine Stufe gestellt werden. Sie sagen sich von ihm los und lassen ihn mit seiner ganzen Problematik allein.

═══ Kriminalität

Durchschnittlich etwa 20% der strafbaren Handlungen werden unter intensiver Alkoholbeeinflussung begangen. Alkohol kann unmittelbar zu Erregungs- und Enthemmungszuständen führen (Seite 42), die in Delikten wie Körperverletzung, Widerstand gegen die Staatsgewalt, Beleidigung, Sachbeschädigungen und Sittlichkeitsverbrechen münden können. Weiterhin wird durch langzeitigen erhöhten Alkoholkonsum die Persönlichkeit des Kranken verändert (Seite 19f). Folgen können sein: Unterschlagungen, Diebstähle, Zechprellereien, Sexualdelikte u. ä. Schwer wiegen in diesen Fällen häufig die Körperverletzungen, die im Rahmen des sogenannten alkoholischen Eifersuchtswahns begangen werden (Seite 20).

≡ Kann Alkoholismus ein Scheidungsgrund sein?

Grundsätzlich: Ja! In der *Bundesrepublik Deutschland* kann Alkoholismus sogar dann ein Scheidungsgrund sein, wenn die Krankheit noch nicht sehr weit fortgeschritten ist, wenn aber mit ihr eine Gefährdung des Unterhaltes der Familie oder eine rücksichtslose oder rohe Behandlung der Familienangehörigen (z. B. Schläge) verbunden ist. Ja selbst Beschimpfungen, in betrunkenem Zustand ausgesprochen, können zur Grundlage einer Scheidung werden. Alkoholmißbrauch mit nachfolgender Gewalttätigkeit kann als unzumutbare Härte vorzeitige Ehescheidung begründen.

Auch in *Österreich* stellen die o. g. Fälle, sofern sie eine tiefe Ehezerrüttung herbeigeführt haben, einen Scheidungsgrund dar. Sie gelten als schwere Eheverfehlung. Die Trunksucht eines Ehepartners kann u. U. auch einen Eheaufhebungsgrund darstellen.

In der *Schweiz* können u. a. Mißhandlungen, unehrenhafter Lebenswandel und Zerrüttung der Ehe Scheidungsgründe sein.

≡ Warum ist der Konsum alkoholischer Getränke für den Verkehrsteilnehmer gefährlich?

Der Alkohol ruft üblicherweise bei allen Konsumenten (auch beim Nichtalkoholkranken) ein falsches Sicherheitsgefühl und Kritiklosigkeit hervor, verzögert gleichzeitig das Reaktionsvermögen und verschlechtert die Wahrnehmung (Seite 28).

≡ Bundesrepublik Deutschland

Von insgesamt 10196 Verkehrstoten in der Bundesrepublik Deutschland im Jahre 1984 lag nach amtlichen Statistiken bei 2173 Toten (21%) eine Alkoholbeeinflussung vor. Sicherlich ist aber der prozentuale Anteil der Verkehrstoten durch Alkoholbeeinflussung eines Verkehrsteilnehmers (Fahrer oder Fußgänger) noch höher, da aus unterschiedlichen Gründen der Nachweis der Alkoholbeeinflussung bei den Unfallbeteiligten in vielen Fällen nicht gelingt.

=== Österreich

In Österreich machen die alkoholbedingten Verkehrsunfälle mit Personenschaden seit Beginn der 60er Jahre konstant 9% aller Verkehrsunfälle mit Personenschaden aus. Alkoholbedingte Verkehrsunfälle sind dabei relativ gefährlicher: 10% aller bei Unfällen Verletzten und 14% aller bei Unfällen Getöteten wurden bei alkoholbezogenen Verkehrsunfällen verletzt bzw. getötet. 1984 wurden in Österreich insgesamt 1620 Personen bei Verkehrsunfällen getötet; davon 224 bei eindeutig alkoholbedingten Unfällen. Grundsätzlich kann gesagt werden, daß die Alkoholbeeinflussung eines Verkehrsteilnehmers viel häufiger zu schweren Verkehrsunfällen (mit Todesfolgen) führt als bei einem nicht angetrunkenen Verkehrsteilnehmer. Diese schweren Verkehrsunfälle mit Alkoholbeeinflussung ereignen sich oft in den stillsten Verkehrsstunden, nämlich in den vorgerückten Nacht- und in den frühen Morgenstunden, und haben deshalb nichts zu tun mit der zunehmenden Verkehrsdichte.

=== Darf einem Arbeitnehmer wegen Alkoholproblemen gekündigt werden?

=== Bundesrepublik Deutschland

Der Arbeitgeber kann Alkoholkonsum, Alkoholmißbrauch, Alkoholismus zum Anlaß für eine *ordentliche* (fristgerechte) oder *außerordentliche* (fristlose) Kündigung nehmen. Der allgemeine arbeitsrechtliche Kündigungsschutz gibt dem Arbeitnehmer jedoch das Recht, durch das Arbeitsgericht prüfen zu lassen, ob ausreichende Kündigungsgründe gegeben waren. Das Arbeitsgericht muß hierbei unter Berücksichtigung der Besonderheiten des Einzelfalles die Interessen beider Seiten gegeneinander abwägen; es hat einen nicht unerheblichen Beurteilungsspielraum. Dieser Kündigungsschutz wird nur gewahrt, wenn die Klage innerhalb von 3 Wochen nach Zustellung der Kündigung beim Gericht eingereicht wird. Bei den Arbeitsgerichten bestehen sogenannte Rechtsantragsstellen, in denen die Klage zur Protokoll genommen werden kann.

Außerordentliche Kündigung (fristlose Kündigung). Eine fristlose Kündigung wird nur in Ausnahmefällen gerechtfertigt sein. Das Gesetz kennt keine absoluten Kündigungsgründe. Es läßt die fristlose Entlassung nur zu, wenn dem Arbeitgeber die Fortsetzung des Arbeitsverhältnisses bis zum Ablauf der Kündigungsfrist nicht mehr zugemutet werden kann (§ 626 BGB).

Beispiel:
Berufskraftfahrer: alkoholbedingte Verkehrsgefährdung, Führerscheinentzug, Kündigungsfrist von 2 Monaten (längere Betriebszugehörigkeit), keine Beschäftigungsmöglichkeit im Betrieb.

Ordentliche Kündigung. Hier kann die gerichtliche Überprüfung der Kündigungsgründe nur dann verlangt werden, wenn das Arbeitsverhältnis zum Zeitpunkt des Kündigungszustandes länger als 6 Monate bestanden hat und wenn in dem Betrieb mindestens 6 Arbeitnehmer (ohne die Auszubildenden) beschäftigt werden (§§ 1, 23 KSchG). Im Unterschied zur außerordentlichen Kündigung braucht hier die Fortsetzung des Arbeitsverhältnisses nicht unzumutbar sein. Die Rechtssprechung stellt darauf ab, ob die Kündigung einem objektiven, verständigen Arbeitgeber angemessen erscheint.

Das Kündigungsschutzgesetz unterscheidet zwischen sogenannten *personenbedingten* und sogenannten *verhaltensbedingten* Gründen. Unter *personenbedingt* werden Kündigungsgründe verstanden, die in der »Person« des Arbeitnehmers liegen (z. B. langanhaltende Krankheit), unter *verhaltensbedingt* Kündigungsgründe, die aus dessen »Verhalten« resultieren (z. B. Verstoß gegen die Betriebsordnung). Personen- und verhaltensbedingte Kündigung unterscheiden sich hinsichtlich der Interessenabwägung. Im Falle einer verhaltensbedingten Kündigung muß auch eine Abmahnung vorausgegangen sein.

Übertragen auf Alkoholprobleme bedeuten diese gesetzlichen Festlegungen:

Verhaltensbedingt ist eine Kündigung, wenn

- trotz Verbot im Arbeitsvertrag oder in der Betriebsordnung während der Arbeit Alkohol konsumiert wurde;
- ohne Verbot Alkohol konsumiert wurde, aber dadurch das Unfallrisiko erhöht oder eine fehlerhafte Arbeitsleistung erbracht wurde.

Der Kündigung muß in diesen Fällen eine Abmahnung vorausgegangen sein.

Personenbedingt ist eine Kündigung, wenn

- Alkoholabhängigkeit vorliegt.

Eine Abmahnung wäre hier allerdings ein untaugliches Mittel, da dem Alkoholabhängigen nicht aufgegeben werden kann, sofort wieder gesund zu werden. Unter der Voraussetzung, daß sich der gekündigte Arbeitnehmer im Kündigungsprozeß alsbald darauf beruft, alkoholabhängig (Seite 1 f) zu sein, wird gerade in diesen Fällen das Gericht eine besonders sorgfältige Interessenabwägung vornehmen. Der Arbeitgeber wird dann in aller Regel auch verpflichtet, dem Arbeitnehmer eine Entwöhnungsbehandlung zu ermöglichen.

Verweigert der Arbeitnehmer allerdings die Entwöhnungsbehandlung oder ist die Prognose hinsichtlich der Alkoholabstinenz (Seite 67) recht ungünstig, wird das Gericht den betrieblichen Interessen größeres Gewicht beimessen und die ordentliche Kündigung bestätigen (Seite 31).

≡ Welche Strafen drohen bei Verkehrsgefährdung infolge von Alkoholeinfluß

≡ Bundesrepublik Deutschland

Wer mit einer Blutalkoholkonzentration von 0,8‰ und höher ein Kraftfahrzeug lenkt, handelt ordnungswidrig (§ 24a StVO). Folge: Geldbuße und befristetes Fahrverbot. Nach § 316 StGB wird bestraft, wer ein Fahrzeug im Verkehr führt, obwohl er infolge des Genusses alkoholischer Getränke oder anderer berauschender Mittel nicht in der Lage ist, das Fahrzeug sicher zu führen. Bei einer Blutalkoholkonzentration von 1,3‰ und höher wird nach den gesetzlichen Bestimmungen eine absolute Fahruntüchtigkeit angenommen. Die Strafandrohung lautet auf Freiheitsentzug bis zu einem Jahr oder Geldstrafen (mindestens 500 DM). Damit ist regelmäßig auch ein (zunächst befristeter) Führerscheinentzug verbunden. Für Radfahrer und Fußgänger ist noch kein allgemeiner Grenzwert der alkoholbedingten Verkehrstüchtigkeit festgelegt.

Kommt es bei einer Trunkenheitsfahrt zu einem Personenschaden oder einer Beschädigung fremder Sachen, so erhöht sich die Strafandrohung auf maximal 5 Jahre bzw. bei Fahrlässigkeit auf maximal 2 Jahre Freiheitsentzug (oder Geldstrafe).

Österreich

Das Lenken oder Inbetriebsetzen eines Fahrzeuges in einem durch Alkohol beeinträchtigten Zustand wird mit einer Geldstrafe von 8000–50000 ÖS bestraft. Ein durch Alkohol beeinträchtigter Zustand wird unwiderleglich ab einem Blutalkoholwert von 0,8‰ angenommen, kann aber auch bei einem niedrigeren Wert vorliegen. Für Fußgänger und Radfahrer gelten höhere Grenzen. Wurde durch einen alkoholisierten Lenker eine »konkrete« Gefährdung für Leib und Leben anderer verursacht (ohne daß dabei eine Person verletzt wurde), kann neben der genannten Geldstrafe, die durch die Verwaltungsbehörde verhängt wird, eine gerichtliche Strafe ausgesprochen werden: Der Strafrahmen für die Gefährdung der körperlichen Sicherheit ist Freiheitsstrafe bis zu 3 Monaten oder Geldstrafe bis zu 180 Tagessätzen. Wer im »Rauschzustand« bei einem Verkehrsunfall jemanden anderen verletzt oder tötet, hat je nach Schwere des Delikts mit einer zwei- bzw. drei- oder viermal so hohen Strafe zu rechnen wie ein nüchterner Verkehrsstraftäter: Auf fahrlässige Körperverletzung im Rauschzustand steht Freiheitsstrafe bis zu 6 Monaten oder Geldstrafe bis zu 360 Tagessätzen, ist die Verletzung schwer, Freiheitsstrafe bis zu 2 Jahren. Wurde eine Person getötet, so kann der alkoholisierte Verkehrstäter mit einer Freiheitsstrafe bis zu 3 Jahren bestraft werden. Der Beweisgrenzwert wird

gemäß der Straßenverkehrsordnung mit 0,8‰ unwiderleglich angenommen.

═══ Schweiz

In der Schweiz wird ab einem Blutalkoholwert von 0,8% aus-
nahmslos Angetrunkenheit angenommen. Wer in angetrunkenem
Zustand ein Motorfahrzeug führt, wird mit Gefängnis oder Buße
bestraft. Bei der Strafzumessung spielt das richterliche Ermessen eine
große Rolle. Auf jeden Fall muß bei einer Trunkenheitsfahrt der Führerschein entzogen werden. Wenn Anzeichen von Trunkenheit bestehen, ist eine Blutprobe vorzunehmen. Wird diese vom Betroffenen
verweigert, wird er deswegen bestraft.

═══ Welche allgemeinen Voraussetzungen gelten für die Wiedererteilung der Fahrerlaubnis nach Führerscheinentzug wegen Trunkenheitsfahrt?

═══ Bundesrepublik Deutschland

Süchtige werden generell als kraftfahruntauglich angesehen.
Dies gilt somit auch für Alkoholkranke. Als Voraussetzung für die
Wiedererteilung der Fahrerlaubnis, die durch richterliches Urteil entzo-
gen wurde, werden genannt:

- eine 6monatige Entwöhnungsbehandlung,
- relativ günstige soziale Vorgeschichte,
- bisherige Fahrpraxis ohne grobe Entgleisungen,
- Grundpersönlichkeit, die die Fahreignung nicht ausschließt,
- kontrollierte Abstinenz über mindestens 6 Monate, besser
  1–2 Jahre,
- Krankheitseinsicht.

═ Österreich

In Österreich wird der Entzug der Lenkerberechtigung nicht vom Gericht, sondern von der Verwaltungsbehörde ausgesprochen. Für die Wiedererlangung der Lenkerberechtigung gelten im wesentlichen die gleichen Kriterien wie bei deren Ausstellung. Insbesondere müssen Verkehrszuverlässigkeit sowie die geistige und körperliche Eignung gegeben sein. Der Führerschein wird von der Verwaltungsbehörde üblicherweise erst nach der zweiten Trunkenheitsfahrt entzogen, vorausgesetzt, die erste war weder mit Sach- noch mit Personenschädigung verbunden. Wurde der Führerschein entzogen, muß ein Antrag an die Verwaltungsbehörde gestellt werden, die ein amtsärztliches Gutachten oder eventuell ein Gutachten von einer anderen Stelle (wie z. B. dem Kuratorium für Verkehrssicherheit) einholt und je nach den entsprechenden Vorschlägen dieses Gutachtens dem Bewerber die Auflage erteilt, sich z. B. einer Entwöhnungsbehandlung (Seite 60) oder einer zusätzlichen Schulung für den vernünftigen Umgang mit Alkohol im Straßenverkehr (»driver-improvement«) zu unterziehen. Der Führerschein wird üblicherweise nur befristet rückerteilt, d. h. es wird eine Probezeit gesetzt, in der sich der Bewerber zu bewähren hat.

Bei Vorliegen von Trunksucht oder auch anderen Süchten wird die geistige und körperliche Gesundheit ausgeschlossen. Hat sich eine geistig gesunde Person einmal in stationärer Behandlung in einer Trinkerheilstätte oder einer Entwöhnungsanstalt befunden, so darf sie nur dann als zum Lenken von Fahrzeugen geistig und körperlich gesund angesehen werden, wenn durch ein ärztliches Gutachten das »Freisein von Trunksucht« bestätigt wird und die »Möglichkeit von Rückfällen ausgeschlossen« scheint.

═ Schweiz

In der Schweiz ist der Entzug des Führerscheins eine verkehrspolitische Maßnahme, aber keine Strafe. Die Dauer des Entzugs ist je nach den Umständen festzusetzen, sie beträgt jedoch mindestens 2 Monate. Wenn der Täter innerhalb von 5 Jahren seit Ablauf des früheren Entzugs wieder in angetrunkenem Zustand gefahren ist, wird ihm der Führerschein für mindestens 1 Jahr entzogen.

Medikamentenmißbrauch

≡ **Welche Medikamente werden besonders häufig mißbräuchlich verwendet?**

Viele Alkoholkranke benutzen statt Alkohol bestimmte Medikamente, die ähnlich wie Alkohol zu schweren körperlichen Schäden und zu Abhängigkeit führen können. Zu diesen Medikamenten gehören

- manche Schmerzmittel (Seite 39),
- Beruhigungs- und Hustenmittel (Seite 36, 37),
- Schlafmittel (Seite 37),
- Aufputschmittel (Seite 39),
- manche Appetitzügler und Abführmittel (Seite 41).

Besonders gefährlich ist es, wenn diese Medikamente gleichzeitig mit Alkohol eingenommen werden. Allerdings werden diese Medikamente auch von vielen Menschen, die keine Alkoholprobleme haben, mißbräuchlich verwendet, d. h. ohne ärztliche Anweisung bzw. in einer Dosierung eingenommen, die über die ärztliche Verordnung hinausgeht.

Viele Medikamente sind sogenannte Kombinationspräparate. Dies bedeutet, daß sie jeweils verschiedene Wirkstoffe enthalten, z. B. enthalten Grippemittel im allgemeinen Wirkstoffe gegen Schmerzen, Fieber, Husten und Schleimhautanschwellung. Jeder Wirkstoff greift sozusagen an einem anderen Punkt im Körper an. Bei langdauernder Einnahme und hoher Dosierung können deshalb durch die Medikamente auch ganz spezifische Schäden im Organsystem hervorgerufen werden.

≡ **Wirken Beruhigungsmittel (Tranquilizer) wirklich nur beruhigend?**

Unter dem Begriff »Tranquilizer« werden verschiedenartige Medikamente zusammengefaßt. Sie haben zwar alle eine beruhigende und angstlösende, oft auch eine schlaffördernde Wirkung. Sie können in akuten Belastungssituationen durchaus hilfreich sein. Einige von ihnen haben aber die Eigenschaft, Abhängigkeit zu entwickeln. Darunter sind solche, die am häufigsten benutzt werden (Benzodiazepine wie *Lexotanil* oder *Valium*), aber auch *Distraneurin* und die älteren Schlafmittel (vor allem sogenannte Barbiturate), die in niedriger Dosierung als Beruhigungsmittel verordnet werden. Alle diese Mittel verlieren bei längerem Gebrauch mehr oder minder schnell ihre beruhigende Wirkung, so daß die Dosis gesteigert werden muß, um den gewünschten Effekt zu erzielen. Werden sie dann rasch abgesetzt, kann es zu langdauernden Entzugserscheinungen mit Krampfanfällen und Erregungszuständen kommen, in schweren Fällen verbunden mit Angst und Sinnestäuschungen. Bei Benzodiazepinen ist auch niedrige, bestimmungsgemäße Anwendung problematisch, wenn sie über einige Wochen fortgesetzt wird. Beim Absetzen können nämlich ähnliche Entzugserscheinungen auftreten wie nach überhöhter Dosierung.

═ Können Hustenmittel zur Abhängigkeit führen?

Ja, wenn sie Stoffe enthalten, die auf das Gehirn einwirken, vor allem das vom Schlafmohn abgeleitete Codein, das zu den Opiaten (Seite 39) gerechnet werden muß. Es hat nicht nur hustenreiz- und schmerzlindernde Eigenschaften, sondern kann wie andere Opiate und Alkohol zu Abhängigkeit führen.

═ Helfen Schlafmittel schlafen?

Schlafmittel sind keine Heilmittel. Schlafmittel werden zwar gegen Schlafstörungen eingenommen, aber sie beseitigen nicht deren Ursache. Häufig liegen die Gründe in erhöhten Belastungen im Beruf, Sorgen und Ärger im Privatleben oder auch einfach im Lärm, der ins Schlafzimmer dringt, Schnarchen des Partners u. a. Es gilt deshalb jeweils, die Ursachen der Schlafstörungen zu beseitigen und nicht, mit Medikamenten den Schlaf zu regulieren. Der steigende Umsatz von Schlafmitteln ist nicht darauf zurückzuführen, daß immer mehr Leute an Schlafstörungen leiden, sondern vornehmlich darauf, daß diese Medikamente häufig über Wochen und Monate hinweg eingenommen werden.

Den Schlaf, den man über Medikamente erzielt, kann man als »geborgten« Schlaf bezeichnen. Nach der Einnahme eines Schlafmittels nimmt anfangs die Gesamtschlafdauer für einige Zeit zu. Alle Schlafmittel verlieren nach längerem Gebrauch an Wirksamkeit *(Toleranzentwicklung)*. Somit verbleiben eigentlich nur noch 2 Möglichkeiten: entweder die Dosis zu steigern (Seite 8) oder aber mit dem Medikament völlig aufzuhören. Setzt man das Präparat tatsächlich ab, schläft man in der Folge sehr schlecht oder gar nicht, weil der Körper es »verlernt« hat, ohne Medikamente zu schlafen. Oft entwickelt sich Angst davor, nicht ein- oder durchschlafen zu können. Aus dieser Angst heraus, die selbst wieder einen gesunden, nicht »geborgten« Schlaf verhindert, wird schließlich in vielen Fällen wiederum zum Schlafmittel gegriffen. Dies bedeutet: je länger jemand Schlafmittel einnimmt, desto zwangsläufiger entwickelt sich – ähnlich wie beim Alkohol – eine körperliche und psychische Abhängigkeit (Seite 8 und 9) von diesem Mittel.

Sind Schmerzmittel ungefährlich?

Schmerzen sind nicht immer ein Symptom für eine organische Krankheit, sondern können auch dringende Alarmzeichen für seelische Probleme, wie z. B. Partnerkonflikte, Überforderungen im Beruf usw., sein. Es ist deshalb in jedem Falle erforderlich, ärztlichen Rat einzuholen. Geradezu unverantwortlich ist es, Schmerzen in Eigenbehandlung bekämpfen zu wollen. Viele Schmerzmittel haben gefährliche Nebenwirkungen, die je nach Zusammensetzung des jeweiligen Medikamentes unterschiedlich sind. So können z. B. bei langdauerndem Gebrauch bestimmter Mittel Blutschäden und Nierenschädigungen auftreten. Hinzu kommt, daß diese Medikamente häufig kombiniert sind mit Wirkstoffen, welche die Stimmung verbessern. Gerade dieser angenehmen Wirkung wegen werden Schmerzmittel häufig über längere Zeit eingenommen. Es kommt auch hier zur Abhängigkeit.

Oftmals ist auch zu beobachten, daß die Kopfschmerzen, also der ursprüngliche Anlaß für die Einnahme der Mittel, durch den längeren Schmerzmittelgebrauch noch zusätzlich verstärkt werden, was schließlich wiederum zu einer Dosissteigerung (Seite 38) führt. Es kommt damit zur paradoxen Erscheinung, daß durch das Kopfschmerzmittel Kopfschmerzen erzeugt werden. Beim Absetzen des Medikamentes können dann ebenso wie beim Alkohol körperliche Entzugssymptome auftreten (Seite 8).

Bei schweren Schmerzen müssen oft starke Mittel eingesetzt werden, die vor allem auf das Gehirn wirken. Sie gehören meist zur Stoffgruppe der Opiate (Seite 37) bzw. ihrer Abkömmlinge. Alle diese Mittel können zu Abhängigkeit (Seite 8 und 9) führen, die noch ausgeprägter sein kann als die von Alkohol. Deswegen unterliegen auch diese Stoffe einer besonders strengen Verschreibungsordnung (gemäß *Betäubungsmittelgesetz*).

≡ Lassen sich Schlaf und Hunger »ungestraft« unterdrücken?

Aufputschmittel sollen wachhalten, das natürliche Bedürfnis nach Entspannung und Schlaf unterdrücken. Sie können das (bis zu einem gewissen Grad), aber sie tun gleichzeitig noch mehr: sie unterdrücken das Hungergefühl und steigern den Blutdruck. Dies kann zu schweren Kreislaufbelastungen führen, bei chronischem Gebrauch verschiedentlich auch zu Krampfanfällen und Geisteskrankheiten. Da Aufputschmittel oft das Gefühl gesteigerten Wohlbefindens und größerer Leistungsfähigkeit vermitteln, führen sie leicht zu (psychischer) Abhängigkeit (Seite 9). Eine Unterdrückung des Hungergefühls wird durch die sogenannten *Appetitzügler* erreicht, die oft von Personen verwendet werden, die ihr Körpergewicht reduzieren wollen. Bei den meisten Appetitzüglern ist aber mit ähnlichen Nebenwirkungen zu rechnen, wie sie bei den Aufputschmitteln geschildert wurden.

Manche Menschen benutzen zur Gewichtsreduktion, aber auch wegen ständiger Obstipation (Stuhlverstopfung) regelmäßig *Abführmittel*, die ganz unterschiedlichen Stoffgruppen angehören. Bei chronischem Gebrauch kann Gewöhnung eintreten, die Dosissteigerung (Seite 8) zur Folge haben kann; außerdem besteht die Gefahr der Verarmung des Körpers an bestimmten lebenswichtigen Mineralien (z. B. Kalium).

Wie wird man alkoholkrank?
(Ursachen und
Entstehungsbedingungen)

≡ **Welche Ursachen spielen für die Entstehung des Alkoholismus eine Rolle?**

Bei der Entstehung des Alkoholismus wirken wie bei jeder anderen Abhängigkeit 3 Bedingungen zusammen (Abb. 5):

1. die *Eigenwirkung des Alkohols* (Seite 41 ff),
2. der *Mensch* in seinen körperlichen und psychischen Eigentümlichkeiten (Seite 45 ff),
3. die *Umgebung*, z. B.
   – Elternfamilie (Seite 46),
   – gegenwärtige Familie und Beruf (Seite 47),
   – Arbeitsplatz (Seite 47),
   – Trinksitten (Seite 48),
   – Einstellung der Öffentlichkeit zum Alkohol und zum Alkoholkranken (Seite 48).

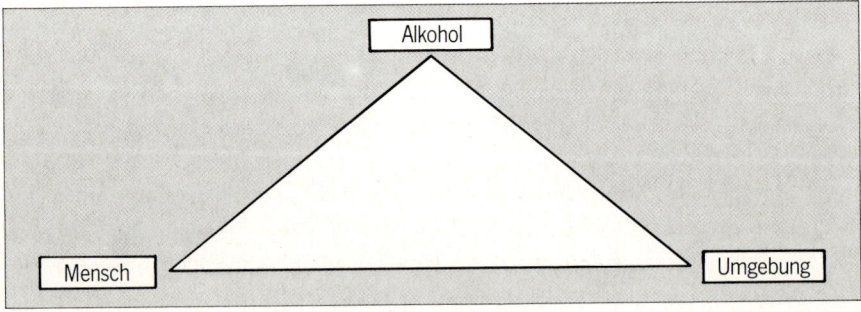

Abb. 5   Ursachen für die Entstehung des Alkoholismus. Welche von diesen 3 Bedingungen für die Entstehung des Alkoholismus die größte Rolle spielt, ist von Alkoholkrankem zu Alkoholkrankem verschieden. Keinesfalls jedoch kann nur eine dieser Bedingungen verantwortlich gemacht werden

≡ Welche Eigenwirkung hat der Alkohol?

Alkohol hat eine vierfache Funktion:

≡ Nahrungsmittel

Er enthält viele Kalorien (7,1 kcal/g $\approx$ 30 kJ/g). Er trägt deshalb nicht unerheblich zur Entstehung von Fettleibigkeit bei (wie vor allem Biertrinker wissen). Überdies schädigt Alkohol in höheren Mengen bzw. bei längerem Konsum den Stoffwechsel. Es kommt zum Auftreten giftiger Stoffwechselzwischenprodukte, außerdem wird das Gleichgewicht der Blutzusammensetzung (z. B. durch Freisetzung von Fettstoffen und Eingriffe in den Zuckerhaushalt) gestört. Da Alkohol bei seinem Abbau zusätzlich Vitamine (der B-Gruppe) verbraucht, kann er zur Entstehung von Vitaminmangelzuständen beitragen, zudem er auch deren Aufnahme aus dem Darm stört. Viele Alkoholkranke ernähren sich überdies vitaminarm. Es besteht deshalb bei ihnen die Gefahr von schweren Vitaminmangelkrankheiten (z. B. Korsakow-Syndrom [Seite 20] und Nervenentzündung [Seite 18]).

Da Alkohol nicht direkt im Muskelstoffwechsel verwertet werden kann, bewirkt er trotz seines Kaloriengehaltes kaum eine Steigerung der Muskelkraft.

≡ Genußmittel

Viele wohlschmeckende Getränke (z. B. Bier, Wein) enthalten Alkohol. Zahlreiche Menschen schätzen alkoholische Getränke aber weniger wegen ihres Wohlgeschmacks, sondern wegen ihrer psychischen Wirkungen. Alkohol kann – in kleinen Mengen genossen – mithelfen, die Stimmung zu verbessern, Angst und Spannung zu vermindern, Hemmungen abzubauen (»... daß der Wein erfreue des Menschen Herz«, heißt es im Alten Testament!). Darin liegt aber zugleich eine Gefahr des Alkohols (Seite 28).

=== Rauschmittel

Beim Genuß größerer Alkoholmengen, besonders wenn sie innerhalb kurzer Zeit konsumiert werden, kommt es zu einer rasch einsetzenden Verschlechterung der Hirnfunktionen: Die Wahrnehmungsfähigkeit läßt nach, viele Gegenstände werden nicht mehr richtig oder zu langsam erkannt. Auch die motorische Geschicklichkeit verschlechtert sich erheblich, man tut sich schwerer, bestimmte Handlungen zu verrichten, vor allem, wenn sie ungewohnt sind. Man wird unsicher auf den Beinen, die Sprache wird undeutlich und lallend. Auch das übrige Verhalten verändert sich: man wird enthemmt und geschwätzig, macht Äußerungen, die man in nüchternem Zustand nie gesagt hätte, wird leicht erregbar und aggressiv, oft auch recht unruhig und laut. Die Stimmung steigert sich immer mehr ins Heitere, schlägt dann aber oft um ins Depressive (»heulendes Elend«). Wird der Alkoholgenuß fortgesetzt, kommt es schließlich zu starker Müdigkeit und dann zum Schlaf. (Manche Menschen reagieren auf Alkohol unmittelbar mit starker Müdigkeit.) Dieser Zustand der »akuten Alkoholüberdosierung« wird Rausch genannt (Seite 22). Ähnliche Zustände treten nach der Einnahme von anderen Drogen, wie Schlafmitteln und starken Schmerzmitteln, auf.

Zahlreiche Menschen empfinden den Rausch als einen sehr angenehmen Zustand, den sie bewußt suchen, d. h. sie trinken Alkohol um seiner berauschenden Wirkung willen.

=== Gift

S. Seite 15 und 23.

=== Wie verändert sich die psychische Leistungsfähigkeit unter akuter Alkoholeinwirkung?

Häufig wird die Frage gestellt, welche Veränderungen in den verschiedenen psychischen Funktionsbereichen wie Wahrnehmung, Stimmung, Gedächtnis u. ä. nach dem Genuß von bestimmten Alkoholmengen eintreten. Aus vielen wissenschaftlichen Untersuchungen wissen wir, daß es durch Alkohol zu schweren Veränderungen im psychischen Leistungsbereich kommt, daß dabei aber nicht nur die Höhe des Blutalkoholspiegels (Seite 22) eine Rolle spielt, sondern z. B. auch die momentane körperliche Verfassung des Betreffenden, sein momentaner seelischer Zustand, seine äußere Umgebung, in der er den Alkohol trinkt u. v. a. m. Wir können deshalb nicht sagen, daß mit einem bestimmten Blutalkoholspiegel auch ganz bestimmte Alkohol- oder Veränderungserscheinungen in der psychischen Leistungsfähigkeit eines Menschen direkt verbunden sind. Insofern ist z. B. auch die 0,8-Promille-Grenze für eine Ordnungswidrigkeit im Straßenverkehr (Seite 33) eine Grenze, auf die man sich nach Anhörung verschiedenster Experten geeinigt hat, in dem Wissen, daß bei einem solchen Blutalkoholspiegel bei den meisten Menschen mit so starken psychischen Veränderungen gerechnet werden muß, daß die Verkehrssicherheit entscheidend beeinträchtigt ist. Sicher gibt es aber auch Menschen, die bereits bei geringerem Blutalkoholspiegel in ihrer psychischen Leistungsfähigkeit stark eingeschränkt werden (Seite 24).

≡   Ist Alkohol ein Heilmittel?

Es gab Zeiten, in denen Alkohol, vor allem Wein, später Branntwein und andere Schnäpse, als Heilmittel angesehen wurden. Manche Menschen sind auch heute noch immer dieser Meinung. Ist sie berechtigt?

Alkohol hat vielfältige Wirkungen auf den Körper. So regt Alkohol in kleinen Mengen die Absonderung von Magensaft und des Sekrets der Bauchspeicheldrüse an. Größere Alkoholmengen, besonders in konzentrierter Form, schädigen jedoch die Magenschleimhaut (Seite 17). Alkohol führt zu einer Erweiterung der Blutgefäße der Haut, besonders im Gesicht und an Händen und Füßen. Das äußert sich in dem bekannten und oft recht angenehm empfundenen Wärmegefühl, das kurz nach einem Schluck Alkohol auftritt. Mit der Erweiterung der Blutgefäße ist aber eine vermehrte Wärmeabgabe des Körpers verbunden. Bei Kälte steigt damit die Gefahr des Erfrierens.

Auf die psychischen Wirkungen des Alkohols wurde schon hingewiesen (Seite 20 und 42). Alkohol hat auch eine gewisse schmerzlindernde Wirkung. Sie liegt aber so nahe an der Schwelle zur ausgesprochenen Giftwirkung, daß Alkohol heutzutage, wo viel bessere Medikamente zur Verfügung stehen, als Schmerzmittel nicht mehr in Frage kommt. Dies gilt auch für seine sonstigen oben geschilderten Wirkungen, insbesondere für seine Funktion als Beruhigungs- und Schlafmittel. Alkohol ist auch kein Heilmittel für Arteriosklerose, wie gelegentlich behauptet wird.

Viele Hausmittel, die zum Teil unter sehr werbewirksamen Namen angeboten werden, enthalten Auszüge von verschiedenen Heilkräutern, denen unbestritten eine entsprechend heilsame Wirkung zukommt. Allerdings sind sich die Benutzer nicht immer darüber im klaren, daß diese Hausmittel, sofern sie in flüssiger Form dargereicht werden, oft erhebliche Mengen an Alkohol enthalten können. Wie allgemein bekannt dient nämlich der Alkohol vornehmlich dazu, daß die Wirkstoffe aus den Heilkräutern herausgezogen und über längere Zeit konserviert werden. Aus dem Beipackzettel wird der hohe Alkoholanteil dieser Mittel für den Laien häufig nicht ersichtlich, weil der Alkohol dort unter seinem vorgeschriebenen chemischen Namen *Äthanol* aufgeführt wird.

Alkohol kann somit zu einem *Schein-Heilmittel* werden. Eine echte (ursächliche) Heilung von körperlichen Leiden wie eine echte Lösung von Problemen ist aber durch Alkohol ebensowenig zu erzielen wie durch andere (Rausch-)Drogen! Im Gegenteil, Alkohol erzeugt nur neue Probleme, weil er zur Abhängigkeit (Seite 8f) und zu einer Reihe von Krankheiten und Störungen auf körperlichem, psychischem und sozialem Gebiet (Seite 15ff) führen kann.

≡ Steigert Alkohol das sexuelle Leistungsvermögen?

Alkohol vermag in keinem Fall das sexuelle Leistungsvermögen zu steigern. Unter einer kleinen Alkoholmenge können zwar manchmal sexuelle Hemmungen abgebaut werden, so daß sexuelle Beziehungen leichter eingeleitet werden können, andererseits beeinträchtigt der Alkohol aber die sexuelle Aktivität und das sexuelle Erleben.

Häufiger Alkoholmißbrauch verringert die gesamte sexuelle Leistungsfähigkeit durch eine Verminderung der Sexualhormone, die für die sexuelle Leistungsfähigkeit nötig sind, und durch Schädigung des Nervensystems, welches auch für die Weiterleitung der sexuellen Erregung vom Gehirn zum Genitalbereich verantwortlich ist.

≡ Mit welchen körperlichen Eigentümlichkeiten hängt die Entstehung des Alkoholismus zusammen?

Es gibt keine körperliche Krankheit, die zwangsläufig zum Alkoholismus führt. Allerdings scheinen Erbeinflüsse eine gewisse Rolle zu spielen. Durch längeren intensiven Alkoholkonsum kommt es aber regelmäßig zu einer Anpassung des Körpers an den Alkohol. Der Mensch verträgt dann mehr Alkohol *(Toleranzentwicklung* [Seite 8]). Wird in diesem Zustand der Alkohol plötzlich weggelassen, können sehr unangenehme Beschwerden (sogenannte Entzugserscheinungen) auftreten.

≡ Ist Alkoholismus erblich?

Es ist seit langem bekannt, daß sich in bestimmten Familien der Alkoholismus häuft. Dafür sind Einflüsse der Vererbung ebenso verantwortlich zu machen wie Umwelteinflüsse (Seite 46).

Verschiedene Untersuchungen zeigen eindeutig, daß Erbeinflüsse eine Rolle spielen. Bei erbgleichen Zwillingen ist der Alkoholismus bei beiden Zwillingspartnern häufiger als bei nicht erbgleichen Zwillingen. Werden Kinder von Alkoholkranken im frühen Säuglingsalter von Eltern adoptiert, die nicht alkoholkrank sind, so erkranken sie dennoch häufiger am Alkoholismus als andere Adoptivkinder. Auch Beobachtungen an Tieren sprechen für Erbeinflüsse bei der Entstehung des Alkoholismus.

Es ist aber heute noch nicht möglich zu bestimmen, in welchem Umfang die Erbeinflüsse im Verhältnis zu den Umwelteinflüssen wirksam sind. Auf keinen Fall läßt sich aus der Wirksamkeit der Erbeinflüsse jedoch schließen, daß Kinder alkoholkranker Eltern selbst alkoholkrank werden müssen!

Von den Erbeinflüssen streng zu trennen ist die direkte Giftwirkung des Alkohols auf den Embryo bei schwerem Alkoholmißbrauch der Mutter (Alkoholembryopathie, Seite 21).

≡ Welche Rolle spielt das Beispiel der Eltern für die Entstehung des Alkoholismus?

Häufig stammen Alkoholkranke aus Familien, in denen schon ein Elternteil alkoholkrank war. Verschiedentlich ist deshalb beim Alkoholismus über die Einflüsse der Erbanlagen der Eltern (Seite 45) diskutiert worden.

Zweifellos spielen aber auch Umwelteinflüsse eine wesentliche Rolle. So ist bedeutsam, wenn ein Kind von seinem Vater (oder von seiner Mutter) nicht gelernt hat, Probleme in der richtigen Form zu bewältigen. Obwohl der Jugendliche den Alkoholismus seines Vaters ausgesprochen negativ erlebt hat, kann er schließlich das »Vorbild« des Vaters übernehmen und jetzt trinken, um *seine eigenen Probleme zu lösen* (»Modell-Lernen«).

Weiterhin wissen wir, daß Kinder ganz allgemein die nächsten Bezugspersonen, also vorwiegend die Eltern, nachahmen. Wie bekannt, trinken die Alkohol-»Normalverbraucher« vornehmlich dann, wenn sie sich wohl fühlen und äußern sich auch diesbezüglich (»Hm, das schmeckt!«). Will das Kind sich nun auch »wohl fühlen«, so sagen wir: »Alkohol ist nichts für Kinder!« und verbieten, ohne daß wir dies weiter begründen. Ohne eine Begründung aber rufen wir beim Kind die Überzeugung hervor, es würde ihm etwas ausgesprochen »Gutes« vorenthalten. Oder z. B. im Bekanntenkreis, wenn alle beieinandersitzen und das Kind dann tatsächlich aus dem Glas eines Anwesenden mit/ oder ohne das Glas abzusetzen trinkt: Alle verstummen, jeder achtet auf das Kind, wieviel es trinken kann und lachen, wenn jemand sagt: »Wie der trinkt, ein echter Sohn seines Vaters!« Wir bedenken dabei nicht, daß wir den Wert des Alkohols für das Kind verstärken!

Ganz allgemein können wir deshalb sagen: Je häufiger und ausgiebiger im Elternhaus Alkohol getrunken wird, um so größer ist die Wahrscheinlichkeit für die Kinder, später auch ständig und viel Alkohol zu konsumieren.

≡ Welche Rolle spielen Konflikte in Familie und Beruf für die Entstehung des Alkoholismus?

Im Prinzip kann jeder Konflikt Auslöser für die Entstehung erhöhten Alkoholkonsums sein, so auch ein Konflikt im familiären oder beruflichen Bereich. Der erhöhte Alkoholkonsum ruft jedoch wieder familiäre Schwierigkeiten (Streitereien, Vorwürfe des Partners usw.) und berufliche Probleme (unentschuldigtes Fernbleiben vom Arbeitsplatz, Angetrunkensein während der Arbeit usw.) hervor; die gesamten Konflikte werden somit immer mehr, und der Drang danach, diesen Konflikten aus dem Weg zu gehen, wird immer größer (»Teufelskreis«). *

≡ Welche Rolle spielt der Arbeitsplatz für die Entstehung des Alkoholismus?

Es gibt erhebliche Unterschiede in der Häufigkeit des Alkoholismus in den einzelnen Berufen. So sind Angehörige von sog. »Alkoholberufen«, d.h. Berufen, die mit der Alkoholproduktion und dem Alkoholvertrieb zu tun haben (z.B. Gastwirte, Kellner) besonders gefährdet. Weiterhin sind Angehörige von Baubetrieben gefährdet, aber auch Selbständige ohne feste Arbeitszeit und Mitarbeiter im Außendienst.

---

* Saint-Exupéry hat diesen Teufelskreis in seinem Buch »Der kleine Prinz« treffend geschildert: »Warum trinkst Du?« – »Weil ich mich schäme.« – »Und warum schämst Du Dich?« – »Weil ich trinke.«

≡ Welche Rolle spielt die Meinung der breiten Öffentlichkeit für die Entstehung des Alkoholismus?

Die Meinung der breiten Öffentlichkeit zum Alkohol bzw. Alkoholkranken ist ausgesprochen zwiespältig. Während einerseits der Alkoholabhängige in unserer Öffentlichkeit als »Säufer« negativ angesehen ist, wird auf der anderen Seite zeitweiliges Rauschtrinken, z. B. im Fasching oder auf Volksfesten, eher als männlich und damit als außerordentlich positiv empfunden. Ein »ganzer Kerl« ist, wer möglichst viel Alkohol verträgt, und ein »Schwächling«, wer nichts oder nur sehr wenig trinkt. Durch diese positive Einstellung zum Alkohol unterstützt die breite Öffentlichkeit den Alkoholkonsum und fördert dadurch letztlich auch die Gefahr der Alkoholabhängigkeit.

Eine große Rolle als Konsumvorbilder spielen Personen, die ganz allgemein als Leitbild und »Meinungsführer« wirken. Sie gibt es in den Massenmedien (vor allem im Fernsehen) genauso wie in kleineren Kreisen (z. B. Arbeitsgruppen oder Vereinen). Ihr Verhalten wird von vielen Menschen bewußt oder unbewußt übernommen. Dies gilt auch für ihr Konsumverhalten hinsichtlich Alkohol (und Tabak). In diesem Zusammenhang ist es selbstverständlich auch äußerst problematisch, wenn z. B. Sportler in Zeitungsanzeigen oder im Fernsehen für alkoholische Getränke werben.

≡ Welche Rolle spielen die Trinksitten für die Entstehung des Alkoholismus?

Trinksitten sind mitverantwortlich für die Entstehung des Alkoholismus. Wo Alkohol aus religiösen Gründen verboten ist (z. B. in manchen islamischen Ländern), wird im Durchschnitt sehr wenig Alkohol getrunken. In den übrigen Ländern ist der Alkoholkonsum zwar erheblich größer, aber doch je nach Kulturkreis und Landessitten recht unterschiedlich. Es gibt Länder (z. B. Frankreich, Italien und Deutschland), wo regelmäßig zu den Mahlzeiten Wein oder Bier getrunken wird, allerdings noch in begrenzten Mengen. In anderen Ländern ist der regelmäßige Alkoholgenuß beim Essen nicht üblich; hier wird außerhalb der Mahlzeiten getrunken, wobei hochprozentige Alkoholika bevorzugt werden (z. B. skandinavische Länder, Nordamerika). Der Alkoholgenuß beschränkt sich hier nur auf einen Teil der Bevölkerung, der aber dann relativ große Mengen konsumiert, während ziemlich viele Menschen in diesen Ländern völlig abstinent leben (z. B. in den USA etwa ein Drittel der Bevölkerung).

≡ Was hat die Freizeit mit dem Alkoholismus zu tun?

Die alleinige Ursache für eine Alkoholabhängigkeit ist sicherlich nicht in der Freizeit zu finden. Andererseits ist es aber eine Tatsache, daß im Laufe der letzten Jahrzehnte, vor allem durch die zunehmende Technisierung, den Menschen immer mehr freie Zeit zur Verfügung steht und daß diese freie Zeit sicherlich zu Problemen führt. Die Schwierigkeiten zeichnen sich vornehmlich in 2 Punkten ab:

- Die Gestaltung der Freizeit wird durch die Vielzahl der Freizeitangebote eher erschwert als erleichtert; eigenes schöpferisches Gestalten, eigene Phantasien und eigene Aktivitäten erscheinen nicht mehr notwendig (Fernsehen!).
- Viele Freizeitveranstaltungen sind üblicherweise mit Alkoholkonsum oder sogar Alkoholmißbrauch verbunden (z. B. Faschingsfeste, Vereinsfeiern, aber auch Sportveranstaltungen).

≡ Warum wird der Alkohol heute für so viele Frauen zum Verhängnis?

Der Anteil der Frauen unter den Alkoholkranken ist in den letzten Jahrzehnten deutlich angestiegen (Verhältnis Männer:Frauen etwa 2:1, vor 40 Jahren 10:1). Dies dürfte mit der Veränderung der Rolle der Frau in unserer Gesellschaft zusammenhängen. Der Rollenwandel in Richtung Emanzipation hat neben vielen Vorteilen auch einige Risiken mit sich gebracht: Doppelbelastung der Frau durch Haushalt und Beruf, soziale Isolierung im höheren Alter, Angst vor dem Alleinsein u. a. Selbstverständlich haben viele Frauen aber auch in früheren Zeiten zur Konfliktbewältigung schon Alkohol getrunken; das

Problem stand aber damals nicht so sehr im Blickpunkt der Öffentlichkeit.

Wie verschiedene Untersuchungen zeigen, leben ca. ein Drittel der weiblichen Alkoholkranken ohne festen Partner. Es ist jedoch nur schwer festzustellen, ob der Alkoholismus die Folge oder die Ursache des fehlenden Partnerschaftsverhältnisses darstellt.

Bemerkenswert ist weiterhin, daß bei einem hohen Anteil der alkoholkranken Frauen (bei ca. 30%!) auch Männer alkoholkrank sind.

≡ Warum greifen so viele Jugendliche zur Flasche?

Der Anteil der Jugendlichen (unter 25 Jahren) unter den behandlungsbedürftigen Alkoholkranken in der Bundesrepublik Deutschland beträgt ca. 10%. Anders ausgedrückt: Zirka 120 000–150 000 junge Menschen unter 25 Jahren haben in Deutschland ein Alkoholproblem!

Sicher gibt es viele Gründe dafür. Zu den wichtigsten gehören:

- Viele Jugendliche haben Schwierigkeiten mit ihren Eltern; besonders häufig klagen sie über inkonsequentes oder ungerechtes Verhalten.
- Viele Eltern geben durch ihren Alkoholverbrauch den Kindern ein schlechtes Beispiel (Seite 47).
- Viel freie Zeit und relativ hohes Einkommen ermöglichen einen verstärkten Alkoholmißbrauch.
- Jugendarbeitslosigkeit führt zu großen persönlichen und familiären Problemen (z. B. vermindertem Selbstwertgefühl, Abhängigkeit vom Elternhaus u. ä.).
- Viele Jugendliche benutzen Alkohol zur Bewältigung ihrer Ängste in Schule, Beruf und Partnerschaft.

Weiterhin ist aus vielen Untersuchungen bekannt, daß es gerade die Gruppe der Gleichaltrigen ist, die einen intensiven Druck auf den einzelnen ausübt: er muß trinken oder glaubt zumindest, trinken zu müssen, um von den anderen anerkannt zu werden – und gerät dann auf diesem Wege in die große Gefahr der Abhängigkeit.

≡ Gründe oder Ausreden?

Fragt man einen Alkoholkranken, warum er immer wieder zur Flasche greife, so weiß er meist eine ganze Reihe von Gründen anzugeben, z. B. »weil es so kalt ist« oder »weil es so warm ist« oder »weil ich so alleine bin« oder »weil ich in Gesellschaft gewesen bin« usw.

Schon aus dieser kurzen Aufzählung läßt sich ersehen, wie widersprüchlich diese »Gründe« sein können. Manchmal mögen sie sicherlich zutreffend sein (Seite 46 ff), in vielen Fällen sind sie jedoch als bloße Ausreden zu bezeichnen.

Warum aber verfallen so viele Alkoholkranke auf diese oft recht fadenscheinigen Ausreden? Manchen Menschen fällt es sehr schwer, sich zu ihrem Verhalten zu bekennen. Sie flüchten sich in Phantasien und Lügen, u. a. aus Angst, wegen ihres Verhaltens von anderen Menschen abschätzig betrachtet zu werden – und dies trifft häufig tatsächlich zu!

Ausreden sind somit ein Schutz des Alkoholkranken vor der negativen Einschätzung durch die Umwelt, sicherlich aber auch ein Schutz vor sich selbst, um sich nicht als alkoholkrank akzeptieren zu müssen.

Behandlung und Vorbeugung beim Alkoholismus

≡ Ist eine Heilung überhaupt möglich?

In weiten Kreisen der Bevölkerung, aber auch bei manchen Ärzten ist die Meinung verbreitet, man könne einen »echten Alkoholkranken« überhaupt nicht heilen. Wenn jemand erst einmal richtig dem Alkohol verfallen sei, könne man ihm auf die Dauer doch nicht helfen, d. h., man müsse ihn sozusagen »abschreiben«. Eine solche Meinung gründet sich letztlich in dieser allgemeinen Aussage auf ein Vorurteil, wenngleich nicht bestritten werden kann, daß es einzelne Alkoholkranke gibt, bei denen diese pessimistische Prognose zutrifft. Sicher ist, daß die Alkoholkrankheit nur geheilt werden kann, wenn die Betroffenen mit all ihren Kräften mitarbeiten (Seite 52f und 58). Es verhält sich hier also im Prinzip anders als bei vielen körperlichen Krankheiten, wo man sich »behandeln lassen« kann. (Freilich wissen wir, daß auch hier der entschlossene Wille zur Gesundung einen wesentlichen Heilfaktor darstellt.) Beim Alkoholkranken wie bei den anderen Suchtkranken besteht aber oft, zumindest am Anfang, eine zwiespältige (ambivalente) Einstellung. Die Verleugnungstendenzen (Seite 51) wurden schon erwähnt. Wenn Betroffene manchmal auch einsehen, daß sie Probleme mit dem Alkohol haben, so ist ihr Entschluß, in Zukunft darauf zu verzichten, doch oft recht halbherzig. Die meisten Alkoholkranken glauben, sie könnten sich allein helfen (was in Wirklichkeit nur den wenigsten gelingt). Wenn aber eine entsprechende Behandlung über genügend lange Zeit durchgeführt wird und eine gute Motivation besteht, so sind die Chancen so günstig wie bei vielen anderen vergleichbaren Krankheiten (vgl. Seite 67).

≡ Was meint: motiviert sein zur Behandlung?

Nur die wenigsten Alkoholkranken können bzw. wollen von einem Moment zum andern mit dem Trinken aufhören. Der Wille zur Abstinenz muß sich erst entwickeln. Diese Entwicklung erfolgt im allgemeinen in 6 Schritten (Zwischenzielen):

1. Erkenntnis, daß eine Änderung der gegenwärtigen Situation notwendig ist (»So geht es nicht mehr weiter«);
2. Anerkennung der Hilfsbedürftigkeit (»Ich schaffe es nicht mehr allein«);
3. Akzeptieren der angebotenen Hilfe (»Ich lasse mir helfen«);
4. Akzeptieren, alkoholabhängig zu sein (»Ich bin ein Alkoholkranker«);
5. Anerkennung des Abstinenzzieles (»Ich akzeptiere, daß ich keinen Alkohol mehr trinken darf«);
6. Anerkennung des Ziels des allgemeinen Verhaltenswandels (»Ich muß mein Leben anders gestalten, wenn ich nicht mehr rückfällig werden will«).

Den Alkoholkranken bei der Entwicklung dieser Schritte zu unterstützen, ist das vornehmliche Behandlungsziel der Kontakt- und Motivierungsphase (Seite 58) und oft auch der schwierigste Teil im gesamten Behandlungsverlauf.

»Zur Behandlung motiviert sein« meint deshalb, daß der Alkoholkranke bereit ist, aus den beschriebenen Erkenntnisschritten heraus konsequent jene Hilfen in Anspruch zu nehmen, die ihm von den Fachleuten (z. B. Ärzten, Mitarbeitern in Beratungsstellen) angeboten werden.

≡ Welche Voraussetzungen gibt es für eine erfolgreiche Behandlung des Alkoholkranken?

Die wichtigste Voraussetzung ist, daß der Kranke richtig motiviert ist, d. h., daß er

- einsieht und anerkennt, daß seine Schwierigkeiten (gesundheitlich und gesellschaftlich) des Alkohols wegen entstanden sind,
- zur Mitarbeit in der Therapie und zur Annahme von Hilfe bereit ist.

Sehr wesentlich ist es, den Partner oder die ganze Familie in die Therapie mit einzubeziehen. Auch die Angehörigen sind über das ganze Alkoholismusproblem ausreichend aufzuklären und von der Notwendigkeit einer entsprechenden Behandlung zu überzeugen. Zum anderen hat sich gezeigt, daß die Angehörigen, insbesondere die Partner, oft eine verhängnisvolle Rolle bei der Entstehung und Aufrechterhaltung des Alkoholismus spielen (Seite 47). Dabei ist ihnen dies manchmal gar nicht bewußt. Es kann z. B. vorkommen, daß der Betroffene aus Trotz gegen das häufige Herumnörgeln seines Ehepartners noch mehr trinkt. Deswegen kommt es bei der Behandlung auch sehr auf das entsprechende Verhalten des Partners an (Seite 85 ff).

≡ Welches Ziel soll durch eine Behandlung erreicht werden?

Hauptziel der Behandlung ist es, aus dem Kranken eine körperlich und seelisch gesunde (d. h. beschwerde- und symptomfreie) Persönlichkeit zu machen, die in sozialer Selbständigkeit leben kann. Der völlige Verzicht auf Alkohol, die Alkoholabstinenz, ist beim Alkoholkranken dafür die Voraussetzung.

Die Alkoholabstinenz reicht aber vielfach nicht aus, um das genannte Ziel zu erreichen.

≡ Alkoholabstinenz oder kontrolliertes Trinken?

Alkoholabstinenz bedeutet völligen Verzicht auf alkoholische Getränke jeder Art.

Die Abstinenz bringt jedoch Probleme mit sich: Freunde, Bekannte und Verwandte erwarten vom erwachsenen Menschen einen (mäßigen) Alkoholkonsum. Wird man eingeladen, so ist meist die erste Frage: »Was willst Du trinken?« u. ä. Kaum einer wagt, abzulehnen. Argumente, momentan nichts trinken zu wollen, werden mit dem Satz beiseitegeschoben: »Ein Glas schadet doch nicht!«

Alkoholabstinenz ist aber aus verschiedenen Gründen nötig:

- Die Alkoholfolgekrankheiten heilen nur dann aus (soweit überhaupt bei fortgeschrittenen Stadien eine Heilung möglich ist), wenn die Ursache dieser Krankheiten, nämlich der Alkohol, völlig ausgeschaltet bleibt.
- Die psychische Abhängigkeit (Seite 9) bleibt auch nach jahrelanger Abstinenz noch erhalten, d. h., wenn der Alkoholkranke wieder mit dem Trinken beginnt, kehrt er meist rasch zu seinem alten Trinkstil zurück.

In den letzten Jahren wurde vor allem in manchen angloamerikanischen Ländern viel davon gesprochen, daß Alkoholkranke nicht mehr auf Dauer abstinent zu leben brauchten, d. h., daß sie es lernen könnten, kontrolliert zu trinken, wie dies der Großteil der sogenannten Normalbevölkerung tut. Zur Begründung dieser Forderung wird u. a. darauf verwiesen, daß einige Alkoholkranke später tatsächlich ihren Alkoholkonsum kontrollieren konnten. Wenn man die bisher vorgelegten Forschungsergebnisse überblickt, so zeigt sich, daß nur ein sehr kleiner Teil von Alkoholkranken ein solches kontrolliertes Trinkverhalten aufweist. Die meisten, die »kontrolliert« zu trinken versuchten, sind alsbald wieder rückfällig geworden. Außerdem ist es bisher völlig unmöglich, vorauszusagen, welche Alkoholkranke später das kontrollierte Trinken schaffen. Die Erfahrungen zeigen immer wieder, daß es für den Suchtkranken viel leichter möglich ist, auf das Mittel ganz zu verzichten als den Konsum so zu steuern, daß Rückfälle sicher vermieden werden können! Ein einziger Rückfall kann aber bei einem Alkoholkranken u. U. wieder alles zerstören, was er in Jahren neuaufgebaut hat. Aus diesen Gründen ist es derzeit in keiner Weise gerechtfertigt, »kontrolliertes Trinken« als Behandlungsziel zu empfehlen.

≡ Was ist ein Rückfall

Als Rückfall (= Rezidiv) bezeichnet man beim Alkoholismus den Wiederbeginn des Trinkens, obwohl der Alkoholkranke schon kürzere oder längere Zeit abstinent gelebt hatte. Die Ursachen eines Rückfalles können ganz verschieden sein: Selbstvertrauen und Selbstsicherheit, man könne mäßig trinken; Verführung zum Trinken durch andere; der Druck gesellschaftlicher Gewohnheit; familiäre Probleme oder Unannehmlichkeiten am Arbeitsplatz; Verstimmungen und Depressionen. Rückfälle sind ganz besonders häufig, wenn im Anschluß an die Entwöhnungsbehandlung keine Weiterbehandlung oder Nachsorge erfolgt (Seite 60).

≡ Wann ist der beste Zeitpunkt für die Behandlung gekommen?

Wie bei jeder anderen Krankheit wäre es eigentlich wünschenswert, daß eine Behandlung möglichst frühzeitig einsetzt, damit keine Schäden eintreten, die nicht wieder gutgemacht werden können. Die meisten Alkoholkranken sind jedoch am Anfang ihrer Krankheit nicht behandlungsbereit: Der Leidensdruck ist noch zu gering und andererseits die positiv erlebte Wirkung des Alkohols noch zu stark.

Der erfolgversprechendste Zeitpunkt für das Einsetzen der Therapie ist vielfach erst dann gekommen, wenn der Alkoholmißbrauch zu einem Tiefpunkt in gesundheitlicher, familiärer und beruflicher Hinsicht geführt hat und der Alkoholkranke »reif« geworden ist für die Einsicht, daß er sein Leben grundlegend ändern muß, um sein Alkoholproblem zu lösen. Dennoch ist eine Frühbehandlung anzustreben. Voraussetzung dafür ist eine Früherkennung des Alkoholismus. Die richtige Diagnosestellung ist nämlich in den frühen Phasen gar nicht so einfach, da viele Patienten ihren Alkoholkonsum verleugnen und viele Frühsymptome nicht eindeutig sind.

≡ Wie geht man bei der Behandlung vor?

Die Behandlung erstreckt sich im allgemeinen über mehrere Jahre. Sie erfolgt zum größten Teil, oft sogar ausschließlich, ambulant, d. h. also berufsbegleitend; verschiedentlich sind aber auch stationäre Behandlungsphasen nötig.

Die Behandlung kann nur selten von einem einzigen Therapeuten bzw. einer einzigen Einrichtung durchgeführt werden. Meist müssen mehrere Therapeuten unterschiedlicher Fachrichtung und mehrere Institutionen tätig werden. Man spricht dabei von einem Therapieverbund bzw. einem Therapienetz (Tab. 3). Je besser die einzelnen Therapeuten (z. B. Ärzte, Psychologen, Sozialpädagogen) und Einrichtungen (z. B. Fachkliniken, Allgemeinkrankenhäuser, Kostenträger) in diesem Verbund zusammenarbeiten, desto besser sind auch die Voraussetzungen für den Alkoholkranken, einen guten Behandlungserfolg zu erzielen.

Tab. 3   Der Therapieverbund. Die fach- und sachgerechte Behandlung des Alkoholabhängigen erfordert in jeder Phase eine enge Zusammenarbeit zwischen den verschiedenen Behandlungsstellen

	Zielsetzung	Behandlungsstelle	Dauer
Kontakt- und Motivierungs- phase	– Diagnostik – Motivierung – Therapieplanung (in Absprache mit dem Patienten selbst, Ärzten, Kostenträgern, Arbeitgeber, Angehörigen usw.)	– Beratungsstelle – Arzt	Wochen bis Monate
Entgiftungsphase	– ärztliche Behandlung der *körperlichen* Abhängigkeit	– Krankenhaus oder – Arztpraxis	ca. 2–3 Wochen
Entwöhnungs- phase	– psychotherapeutische Behandlung der *psychischen* Abhängigkeit	– Beratungsstelle (ambulant) – Fachklinik (stationär)	ca. 3–6 Monate
Weiterbehand- lungs- und Nach- sorgephase	– ambulante psychotherapeutische Weiterbehandlung – Anschluß an eine Selbsthilfegruppe	– Beratungsstelle – Arzt, Psychotherapeut – Selbsthilfegruppen	mindestens ca. 6–12 Monate

Die Behandlung des Alkoholismus läßt sich in 4 verschiedene Phasen unterteilen, die allerdings nicht immer eindeutig voneinander zu trennen sind. Die Behandlung umfaßt:

- die Kontakt- und Motivierungsphase,
- die Entgiftungsphase,
- die Entwöhnungsphase,
- die Weiterbehandlungs- und Nachsorgephase.

☰ Was ist die Kontakt- und Motivierungsphase?

Eine der größten Schwierigkeiten ist die mangelnde Bereitschaft des Kranken zur Behandlung. Häufig kommt es nur unter äußerem Druck zur Therapie, weil z. B. der Arbeitgeber das Arbeitsverhältnis kündigen will oder die Ehefrau mit der Scheidung droht. Er ist jedoch von sich aus nicht bereit und glaubt immer noch, er schaffe es selbst. Dennoch sollte er weiterhin Kontakt halten mit der Einrichtung, die ihn betreut. U. U. wird er durch Gespräche und Informationen oder durch den Kontakt mit anderen Alkoholkranken allmählich selbst die Notwendigkeit einer Therapie einsehen. Ihm bei der Entwicklung dieser Erkenntnisse zu helfen, ist das wichtigste Behandlungsziel in dieser Phase. Für die Kontaktphase sind eigene Informationsgruppen, zu denen auch der Partner kommen sollte, besonders geeignet.

Außerdem sollten in diesen ersten Wochen die sozialen Folgen (Seite 25) des Alkoholismus abgeklärt und weitere Behandlungsmaßnahmen eingeleitet werden. Die weiteren Maßnahmen bestehen in der Regel in der Einleitung der Entgiftungs- und Entwöhnungsbehandlung (Seite 59 f), die ambulant oder stationär erfolgen kann. Diese bringt mit sich: Kontaktaufnahme zu Behandlungsstellen (z. B. Fachklinik), Klärung der Kostenübernahme (Seite 77), Vereinbarung mit dem Arbeitgeber, um den Arbeitsplatz zu sichern u. v. a. m.

≡ Was ist die Entgiftungsphase?

Eine Entgiftung des Alkoholkranken ist immer dann notwendig, wenn er seit längerer Zeit schon unter Alkohol gestanden hat und deshalb Entzugserscheinungen (Seite 9) zu befürchten sind. Wenn die Entzugserscheinungen sehr stark sind, sollte die Entgiftung im Krankenhaus durchgeführt werden. Sie kann einige Tage bis einige Wochen dauern. Während dieser Zeit bekommt der Kranke Medikamente, mit denen die Entzugserscheinungen gedämpft und die körperlichen Alkoholfolgeschäden (Seite 15) behandelt werden können. In leichteren Fällen kann die Entgiftung ohne Medikamente durchgeführt werden; sie kann dann auch ambulant geschehen, immer aber unter ärztlicher Überwachung. *Distraneurin* ist ein häufig verwendetes Mittel zur Behandlung von stärkeren Entzugserscheinungen. Es wirkt sehr beruhigend und hat sich beim Alkoholismus in der Entgiftungsphase und insbesondere bei der Behandlung des Delirium tremens (Seite 21) bewährt.

Gegenüber den früher angewandten Medikamenten konnte Distraneurin die Sterblichkeitsrate des Delirium tremens beträchtlich senken. Distraneurin hat jedoch den großen Nachteil, daß es seinerseits zur Abhängigkeit führen kann. Es darf deshalb nie ohne ärztliche Verordnung und auch dann nicht länger als 10 Tage in vorgeschriebener Dosierung verabreicht werden.

In keinem Fall darf Distraneurin gleichzeitig mit Alkohol eingenommen werden (Seite 37).

Die Behandlung der Entzugserscheinungen und der körperlichen Folgen des Alkoholismus ist sicher unbedingt notwendig, z. T. sogar lebensrettend. Meist fühlen sich Alkoholkranke nach körperlicher Entgiftung bzw. Behandlung der Alkoholfolgekrankheiten subjektiv recht wohl, auf jeden Fall viel besser als in der Zeit, als sie unter Alkohol standen. Es ist jedoch verkehrt, diese Patienten einfach nach Hause zu entlassen mit dem wohlmeinenden Rat, in der nächsten Zeit den Alkoholkonsum zu lassen; später könnten sie ja, »in Grenzen natürlich«, Alkohol wieder probieren. Wer einen solchen Rat gibt, verkennt die Probleme der Abhängigkeit, die mit der Entgiftung bzw.

der körperlichen Behandlung in keiner Weise gelöst sind (Seite 8 f). Der Alkoholkranke braucht vielmehr eine anschließende intensive Entwöhnungsbehandlung; nur dadurch kann er lernen; mit seinen Problemen und den Verführungssituationen in seiner Umwelt fertig zu werden.

≡ Was ist die Entwöhnungsphase?

Das Ziel der Entwöhnungsphase ist es, die Abhängigkeit vom Alkohol zu unterbrechen. Dazu ist es nötig, die Einstellung des Alkoholkranken zu ändern. Dies betrifft sein Verhältnis zu sich selbst und zu seinen Mitmenschen. Er muß lernen, seine Probleme zu erkennen und sie anders zu lösen, als er es bisher versucht hat. Die Entwöhnungsbehandlung ist daher in erster Linie eine psychotherapeutische Behandlung (Seite 62). Medikamente können dabei gelegentlich Hilfestellung geben (Seite 70).

Die Entwöhnungsbehandlung erfolgt in der Regel stationär in einem Suchtfachkrankenhaus (Seite 64). Unter bestimmten Voraussetzungen genügt auch eine ambulante Behandlung, z. B. in einer ambulanten Beratungs- und Behandlungsstelle (Seite 66), oder eine Betreuung durch eine der Alkohol-Selbsthilfe-Organisationen (Seite 71 f).

≡ Was ist die Weiterbehandlungs- und Nachsorgephase?

Die Weiterbehandlungs- und Nachsorgephase ist für die erfolgreiche Behandlung von Alkoholkranken außerordentlich wichtig. Gute Behandlungserfolge lassen sich in der Regel nur bei genügend intensiver und langdauernder Weiterbehandlung und Nachsorge erreichen. Wie sich schon häufig gezeigt hat, ist gerade die Zeit unmittelbar nach einer abgeschlossenen Entwöhnungsbehandlung für den Alkoholkranken sehr problematisch und deshalb für einen Rückfall (Seite 55) sehr gefährlich; er muß sich nach einem langzeitigen Aufenthalt in einem Suchtfachkrankenhaus u. a. erst wieder an sein Zuhause gewöhnen, muß wieder beginnen zu arbeiten und verschiedene organisatorische Angelegenheiten, z. B. mit Ämtern, erledigen. All dies sind Dinge, die häufig mit starken Ängsten verbunden sind und eine schwere seelische Belastung bedeuten.

Ein schwieriges Problem für viele Alkoholkranke ist die Rückkehr in die Arbeitswelt. Die Entlassung eines Alkoholkranken aus seinem bisherigen Arbeitsplatz ist sicherlich eine schlechte Voraussetzung für seine Resozialisierung, wenngleich nicht verkannt werden soll, daß manchmal eine Entlassung kaum zu umgehen ist. Wenn möglich, sollte ein Alkoholkranker bei der Rückkehr aus stationärer Behandlung seinen alten Arbeitsplatz wieder einnehmen oder einen neuen gefunden haben. Manchmal empfiehlt sich allerdings ein Berufswechsel (z. B. wenn der frühere Arbeitsplatz eine besonders große Alkoholgefährdung mit sich brachte [Seite 47]).

Ehemalige Alkoholkranke sollten sich auf jeden Fall einer Selbsthilfeorganisation (Seite 71) anschließen, wie sie verschiedentlich zum Zwecke der Nachsorge gegründet wurden. In diesen Gruppen kann sich der Alkoholkranke mit anderen Menschen aussprechen, die sich in ähnlicher Lage befinden. Jeder Alkoholkranke sollte bei Abschluß der Entwöhnungsbehandlung nicht nur die Anschrift einer Nachsorgeeinrichtung in Händen haben, er sollte vielmehr in der Klinik schon einen direkten persönlichen Kontakt zu einer derartigen Einrichtung aufgenommen haben.

Einige Alkoholkranke brauchen aber zusätzlich eine ambulante psychotherapeutische Weiterbehandlung in Einzel- oder Gruppensitzungen, um eine langfristige Stabilisierung des Behandlungserfolges zu gewährleisten.

☰ Welche Möglichkeiten zur Entwöhnungsbehandlung gibt es?

Es werden vornehmlich zwei Behandlungsmöglichkeiten angeboten:

- medikamentöse Behandlung,
- psychotherapeutische Behandlung.

Diese beiden Formen können auch kombiniert werden.

☰ Medikamentöse Behandlung

Eine Behandlung mit Medikamenten erfolgt meist nur zum Zweck, die körperlichen Alkoholfolgekrankheiten zu beheben. Eine Therapie des Alkoholismus selbst mit Medikamenten ist *nicht* möglich. Medikamente sind stets nur Hilfsmittel für die Behandlung des Alkoholismus (z. B. Antabus [Seite 70]).

☰ Psychotherapeutische Behandlung

Die Psychotherapie ist das für die Entwöhnung entscheidende Verfahren. Es gibt verschiedene Formen der psychotherapeutischen Behandlung des Alkoholkranken. Welche Form schließlich anzuwenden ist, hängt einerseits ab vom Alkoholkranken selbst, den körperlichen, psychischen und sozialen Folgen seines Trinkens (Seite 15, 19 und 25), andererseits von der jeweiligen therapeutischen Einrichtung, bei der die Behandlung durchgeführt wird. Die einzelnen Institutionen haben unterschiedliche Erfahrungen mit den einzelnen Methoden. Wichtig ist vor allem, daß diese Verfahren intensiv und fachkundig angewandt werden.

≡ Was ist mit Psychotherapie bei der Entwöhnungstherapie gemeint?

Seelische Probleme spielen bei Alkoholkranken eine wesentliche Rolle. Dabei ist es häufig gleichgültig, ob die seelischen Probleme Ursachen oder Folgen der Krankheit sind: in jedem Fall müssen sie psychotherapeutisch behandelt werden.

Psychotherapie ist eine Sammelbezeichnung für viele Methoden, mit denen ein Therapeut auf die seelischen Probleme eines Patienten einwirken kann. Die bekanntesten psychotherapeutischen Verfahren sind: Psychoanalyse, Gesprächspsychotherapie, Verhaltenstherapie, Familien- oder Partnertherapie. Alle diese Methoden können in Einzelsitzungen oder/und in der Gruppe durchgeführt werden. Die Therapie in der Gruppe hat sich als die wirksamste Behandlungsmethode für Alkoholkranke erwiesen. In der Gruppe kann der Alkoholkranke von seinen Erlebnissen und Leiden erzählen, ohne von den anderen abgewertet zu werden. Er entlastet sich dadurch von dem starken Druck, ganz allein mit seiner Problematik fertig werden zu müssen. Außerdem erfährt er, daß andere die gleichen Probleme, Schwierigkeiten und Leiden durchgemacht haben wie er selbst. Seine Minderwertigkeitsgefühle werden dadurch weniger, er gewinnt an Selbstsicherheit. Die Gruppe kann ihm neue mitmenschliche Beziehungen eröffnen, die oft lebenslang aufrecht erhalten werden.

In der therapeutischen Praxis ist es vielfach üblich, diese und andere Methoden zu kombinieren, um für den einzelnen Patienten eine möglichst wirksame und umfassende Besserung seiner seelischen Probleme zu erreichen.

Psychotherapie in der Entwöhnungsbehandlung meint deshalb, daß im Verlauf der Behandlung alle jene Therapiemethoden Anwendung finden, die sich in der Behandlung von Alkoholkranken als wesentlich erwiesen haben. Es sind noch zusätzlich zu nennen: autogenes Training, Arbeitstherapie und Beschäftigungstherapie. Eine eingehende Besprechung all dieser psychotherapeutischen Verfahren kann hier nicht erfolgen. *

Die verschiedenen Fachkliniken (Seite 64) und ambulanten Beratungs- und Behandlungsstellen (Seite 65) kombinieren in ihren Therapieprogrammen die einzelnen Behandlungsmethoden unterschiedlich. Neben anderen Gesichtspunkten, die bedacht werden müssen, ist es deswegen auch wichtig, daß die Stelle, die den Alkoholkranken auf eine Behandlung, z. B. in einer Fachklinik, vorbereitet und ihn dorthin überweist (s. Kontakt- und Motivierungsphase, Seite 58 ff) überlegt, welche Behandlungseinrichtung für den Betroffenen am geeignetsten ist.

≡ Wo wird die Entwöhnungsbehandlung durchgeführt?

Die Behandlung der Alkoholkranken wird entweder ambulant in Beratungsstellen oder stationär in Suchtfachkrankenhäusern durchgeführt. Der Vorteil der ambulanten Behandlung ist, daß der Kranke im Kreise seiner Familie verbleibt und weiter regelmäßig seine Arbeit verrichtet. In fortgeschrittenen Fällen erscheint jedoch eine ambulante Betreuung nicht mehr möglich. Die Behandlung muß dann je nach Schwere der Krankheit und den vorhandenen Möglichkeiten in spezialisierten Kliniken für Alkoholkranke *(Suchtfachkliniken),* an psychiatrischen Abteilungen der Allgemeinkrankenhäuser oder in psychiatrischen Landeskrankenhäusern stationär durchgeführt werden.

≡ Wie wird die Entwöhnungsbehandlung in einem Suchtfachkrankenhaus durchgeführt?

Die Behandlung in einem Suchtfachkrankenhaus dauert gewöhnlich mehrere Monate. In dieser Zeit finden Gruppen- und Einzelgespräche statt, außerdem tägliche Arbeits- und Beschäftigungsthera-

---

* Interessenten werden auf die einschlägige Literatur verwiesen, insbesondere auf das Buch »Kritische Stichwörter: Psychotherapie«, herausgegeben von H. J. Möller. Wilhelm Fink, München 1981.

pie in den verschiedenen Werkstätten, die einem Suchtfachkrankenhaus meist direkt angegliedert sind. Oft werden physikalische Therapie
(Bäder, Sport), Musik- und Entspannungstherapie durchgeführt. In der
Regel werden auch die Angehörigen in die Behandlung mit einbezogen.
Die Ehepartner oder nahe Bezugspersonen werden zu sogenannten
Ehe- oder Partnerseminaren eingeladen und verbringen ein Wochen-
ende oder eine ganze Woche lang am Ort der Fachklinik. In Gruppen-
und Einzelsitzungen wird dabei versucht, Probleme zwischen den Part-
nern anzusprechen, zu klären und auszuräumen.

Die Fachkrankenhäuser unterscheiden sich durch die Dauer
des Aufenthaltes in der Klinik (wenige Wochen bis 6 Monate) und durch
das Angebot anderer bzw. zusätzlicher Behandlungsmethoden. Die
Aufnahme in ein Suchtfachkrankenhaus bzw. in ein Nervenkranken-
haus mit einer Suchtfachabteilung erfolgt in der Regel über Psychologen oder Sozialarbeiter in Beratungsstellen, aber auch über Ärzte.

≡ Was geschieht in ambulanten Beratungs- und Behandlungsstellen?

Ambulante Beratungs- und Behandlungsstellen gibt es in allen
größeren und in vielen mittleren und kleinen Städten. Ihre Träger sind
häufig freie Wohlfahrtsverbände (z. B. Caritas, Diakonisches Werk)
oder Alkohol-Selbsthilfe-Gruppen (Blaues Kreuz, Kreuzbund u. ä.).
Manchmal sind sie auch Gesundheitsämtern angegliedert.

Die Aufgaben dieser Beratungsstellen sind vielfältig. Im Vordergrund steht aber die Betreuung des Alkoholkranken. Mit Betreuung
ist dabei gemeint: Den Kranken über Grundbegriffe, Ursachen und
Folgen des Alkoholismus und Therapiemöglichkeiten informieren, seine
Motivation zur Behandlung wecken und Hilfestellung bei Anträgen für
eine stationäre Behandlung zu geben.

In manchen Beratungsstellen werden die Kranken auch ambulant behandelt, sofern sie gut motiviert sind und ihr gesundheitlicher
und sozialer Zustand dies gestattet. Im Rahmen dieses Aufgabenberei-
ches ist auch die in verschiedenen Fällen nötige Weiterbehandlung
eines Alkoholkranken nach Entlassung aus der Klinik zu sehen.

Neben der Versorgung und Betreuung von Suchtkranken ist ein weiterer Aufgabenschwerpunkt für die Beratungsstellen ihre Mitarbeit bei der Vorbeugung gegen den Suchtmittelmißbrauch. Durch Veranstaltungen in Schulen, Betrieben und anderen öffentlichen und gewerblichen Institutionen oder durch vielfältige Aktionen in der Öffentlichkeit versuchen die meisten Beratungsstellen, bei den Mitbürgern das Bewußtsein zu fördern, daß sich auch ohne Alkohol bzw. mit mäßigem Trinken das Leben ebenso angenehm oder vielleicht sogar besser gestalten läßt. Diese vorbeugende (präventive) Arbeit der Beratungsstellen erfolgt häufig auf regionaler und überregionaler Ebene im Verbund (»Suchtarbeitskreis«) mit anderen an der Suchtkrankenhilfe beteiligten Institutionen wie z. B. den Krankenkassen.

≡ Wie wird eine ambulante Entwöhnungsbehandlung durchgeführt?

Die ambulante Entwöhnungsbehandlung wird gewöhnlich neben der beruflichen Tätigkeit des Alkoholkranken durchgeführt. Sie geschieht deshalb auch meist in den späten Nachmittags- oder frühen Abendstunden. Die Therapie findet entweder als Einzel- oder als Gruppentherapie statt.

Im allgemeinen ist für die Therapie ein fester Zeitplan über Wochen oder Monate hinweg vorgesehen. Die ambulante Behandlung ist sehr intensiv, der zeitliche Aufwand deshalb auch hoch. Der Patient muß sich dazu verpflichten, nach Möglichkeit an allen Sitzungen teilzunehmen. Ausnahmen sind meist schriftlich geregelt. Im Verlauf der Behandlung können immer wieder Alkohol-Test-Stichproben (Seite 90) vorgenommen werden, bei mehrmaligem Verstoß gegen die Abstinenzregel muß der Patient mit seinem Ausschluß aus der Gruppe rechnen. Zumindest zu Beginn der ambulanten Behandlung ist die Kontrolle durch den Therapeuten also sehr stark.

Auch hier werden in vielen Fällen die Partner in die Therapie mit einbezogen (Seite 54), um familiäre Probleme zu behandeln, die Folge oder sogar eine wichtige Ursache für die Krankheit sind (Seite 47).

≡ **Welche Vor- und Nachteile haben ambulante bzw. stationäre Entwöhnungsbehandlungen?**

In der Tab. 4 sind einige wichtige Gesichtspunkte über die Vor- und Nachteile von ambulanten und stationären Entwöhnungsbehandlungen aufgeführt. Bei der Betrachtung der einzelnen Punkte wird deutlich, daß man nicht sagen kann, die eine oder die andere Therapieform sei besser. Für die Entscheidung, ob ein Alkoholkranker stationär oder ambulant entwöhnt werden soll, muß man vielmehr vom Einzelfall ausgehen und sich fragen, welche Behandlung in *diesem* Einzelfall am ehesten erfolgversprechend erscheint. Dabei können noch viele andere Gesichtspunkte als die oben aufgeführten eine wichtige Rolle spielen.

Tab. 4 Vor- und Nachteile bei ambulanten und stationären Entwöhnungsbehandlungen

	Ambulant	Stationär
Alkoholkontrolle	nur eingeschränkt möglich	weitgehend möglich
Konzentration auf Therapie	Therapie eigentlich »nebenher«	»totale therapeutische Atmosphäre«
Weitere Berufsausübung	neben der Therapie möglich und erwünscht	neben der Therapie nicht möglich
Berufliche Wiedereingliederung	meist nicht erforderlich	oft erforderlich
Verbleiben in der Familie	möglich	nur Besuche möglich
Kosten	relativ niedrige Kosten	relativ hohe Kosten

≡ **Welche Erfolgsaussichten hat eine Behandlung?**

Die Erfolgsaussichten einer zielbewußten und kontinuierlich durchgeführten Behandlung sind viel besser als oft angenommen wird. So sind nach neueren Nachuntersuchungen an deutschen Patienten über 50% 18 Monate nach Entlassung aus einer stationären Entwöhnungsbehandlung noch abstinent; sie weisen außerdem eine deutliche Verbesserung in ihrem Allgemeinbefinden, ihrem gesundheitlichen Zustand und ihrer beruflichen und familiären Situation auf. Aber auch eine ausschließlich ambulante Behandlung kann bei Alkoholkranken zu ähnlich guten Ergebnissen führen, wenn bestimmte Voraussetzungen gewährleistet sind. Gelegentlich kleinere Rückfälle kommen auch bei sonst günstigem Verlauf vor. Es wäre sicher falsch, diese sozusagen automatisch als Scheitern der Behandlung werten zu wollen. Viel sinnvoller erscheint es, den Rückfall »aufzuarbeiten« und zusammen mit einem Berater herauszufinden, auf welche Gründe der Rückfall zurückzuführen ist.

≡ Helfen betriebliche Disziplinarmaßnahmen dem alkoholkranken Mitarbeiter?

Mehr und mehr hat sich in den letzten Jahren in vielen Betrieben die Erkenntnis durchgesetzt, daß Alkoholprobleme der Mitarbeiter durch erhöhte Fehlzeiten, Arbeitsunfälle, Ausschußproduktionen u. ä. einen enormen Kostenfaktor darstellen. Andererseits ist zu bedenken, daß sich diese oft langjährigen Mitarbeiter in früheren Jahren als fleißig und loyal erwiesen und sich damit um den Betrieb oftmals sehr verdient gemacht haben. Weiterhin weiß der Betrieb aufgrund positiver Erfahrungen vielleicht auch, daß fachgerechte Behandlung tatsächlich Erfolg verspricht und die vor der Behandlung überdurchschnittlichen Kosten *nach* der Behandlung oftmals weit unter den Durchschnitt absinken.

Auch von der Kosten-Nutzen-Relation her »rentiert« es sich also für den Betrieb auf lange Sicht, dem betroffenen Mitarbeiter seinen Arbeitsplatz zu sichern, wenn er eine fachgerechte Behandlung in Anspruch nehmen will.

Allerdings ist anfänglich die Motivation des Betroffenen meist nicht so ausgeprägt, daß er von sich aus eine Behandlung sucht. Im Gegenteil: er leugnet eher das Problem oder ist der Meinung, selbst damit fertig werden zu können.

Aus Untersuchungen bei Alkoholkranken ist uns aber bekannt, daß der Verlust des Arbeitsplatzes für einen Abhängigen oft ein noch größeres Problem darstellt als das mögliche Auseinanderbrechen seiner Familie. Der Betrieb hat daher über die Erhaltung des Arbeitsplatzes eine gute Möglichkeit, den Alkoholkranken zu Therapiemaßnahmen zu motivieren. Wie kann sich der Betrieb dabei Schritt für Schritt verhalten?

Einem alkoholkranken Mitarbeiter zu helfen ist nur durch *gemeinsames* und *konsequentes* Handeln möglich!

Suchtprobleme können von niemandem alleine gelöst werden. *Gemeinsames* Handeln meint deshalb, daß nur in Zusammenarbeit der verschiedenen mit dem Alkoholkranken befaßten Betriebsvertreter (z. B. Personal-/Betriebsrat, Vorgesetzter, Kollegen, Vertrauensmann), der Fachleute (z. B. Betriebs- oder Hausarzt, Beratungsstelle) und der Angehörigen des Betroffenen auch eine gemeinsame Strategie entwickelt und durchgeführt werden kann, die dem Alkoholkranken hilft, seinen Weg zur Behandlung zu finden. Selbstverständlich wird man dem Abhängigen Verständnis und Hilfe anbieten; gleichzeitig ist es aber wichtig, ihn mit all jenen Problemen und Schwierigkeiten zu konfrontieren, die sein Alkoholkonsum mit sich bringt. Disziplinarmaßnahmen sollten deshalb immer mit Hilfeangeboten gekoppelt werden. So entsteht ein positiv wirkender »konstruktiver Druck«, der den Betroffenen stärker mit den Fakten konfrontiert, die Auseinandersetzung mit sich selbst und damit seine Motivation fördert. Gleichzeitig müssen – abhängig von Person und Situation – im Gespräch mit dem Betroffenen Auflagen erarbeitet werden, die er tatsächlich auch erledigen kann, die ihn also weder über- noch unterfordern und ihn in eine vielleicht ausweglose Situation bringen. Ausweglos wäre es z. B. für einen körperlich abhängigen Alkoholkranken (Seite 8), »sofort« mit dem Trinken aufhören zu sollen; dies könnte, wie wir wissen, sogar sein Leben gefährden.

Hilfreich kann deshalb nur ein Abkommen sein, das dem Betroffenen in einem gestuften Konzept *eindeutig* die Folgen seines Trinkverhaltens aufzeigt, aber auch die positiven Alternativen bei einer Verhaltensänderung beschreibt. Dabei müssen der Vorgesetzte, der

Betriebsrat, die Ehefrau usw. *vor* dem Abkommen sicher sein, daß bei einem Rückfall bzw. bei Nichterledigung die vereinbarten Folgen auch konsequent in die Tat umgesetzt werden können (»zugewandte Konsequenz«). Den Betroffenen von Anfang an schwerste Konsequenzen (»Disziplinarmaßnahmen«) anzudrohen (z. B. Kündigung, Scheidung) ist deshalb meist falsch! Es wird dabei nicht bedacht, daß es keineswegs genügt, einen Abhängigen durch ein einmaliges Gespräch von seiner Sucht befreien zu wollen. Ihn zur Behandlung zu motivieren (Seite 58) erfordert vielmehr oft langwieriges und geduldiges, dabei aber – wie gesagt – gemeinsames und konsequentes Handeln!

☰ Gibt es eine »Pille« gegen den Alkoholmißbrauch?

Nein! Das Medikament *Antabus* ist lediglich ein Hilfsmittel in der Behandlung des Alkoholismus. Seine Wirkung besteht darin, daß der Körper Alkohol nicht mehr richtig abbauen kann, wenn vorher Antabus genommen wurde. Es treten dann schwere Unverträglichkeitserscheinungen auf. Die üblichen Folgen sind Brechreiz, Schwindel, Atemnot und starkes Herzklopfen, verbunden mit massiven Todesängsten. Wer Antabus nimmt und im Laufe der nächsten 2–3 Tage Alkohol trinkt, kann sein Leben gefährden. Antabus blockiert also das Alkoholtrinken. Aus all diesen Gründen darf Antabus nie ohne Wissen und Einverständnis des Alkoholkranken verabreicht werden. Eine ausschließliche Behandlung mit Antabus ist aber unzureichend und muß durch psychotherapeutische Maßnahmen ergänzt werden (Seite 62).

Antabus wird gewöhnlich mindestens mehrere Monate hindurch verabreicht. Es kann nach dieser Zeit abgesetzt werden. In dieser Zeit soll der Kranke lernen, auch ohne diese »Blockade« seinem Alkoholverlangen zu widerstehen. Organschäden sind durch Antabus nicht zu erwarten, außer der Alkoholkranke trinkt im Verlaufe der nächsten 2–3 Tage Alkohol. Bei stärker vorgeschädigter Leber und bei einigen anderen Krankheiten (z. B. Herzleiden, Epilepsie, Zustand nach Hirnerkrankung, Diabetes mellitus) sollte jedoch von der Einnahme des Antabus abgesehen werden. Antabus ist rezeptpflichtig, seine Einnahme muß ärztlich überwacht werden.

Die Antabus-Einnahme muß täglich nach einem bestimmten »Ritus« erfolgen, am besten unter den Augen des Partners, aber ohne jeden Kommentar, gleichsam als »Selbstverständlichkeit«.

≡ ## Was sind Alkohol-Selbsthilfe-Organisationen?

Die Selbsthilfeorganisationen haben sich zum Ziel gesetzt, den Alkoholismus und auch andere Süchte zu bekämpfen. Es handelt sich bei ihnen um verschiedene Verbände, die voneinander unabhängig arbeiten. Ihre Mitarbeiter sind häufig ehemalige Alkoholkranke, aber auch wissenschaftlich ausgebildete Fachleute. Die Selbsthilfeorganisationen unterhalten ambulante Beratungs- und Behandlungsstellen (Seite 65) und sind z. T. auch Träger von Suchtfachkliniken (Seite 64).

Die bekanntesten Selbsthilfeorganisationen sind:

Anonyme Alkoholiker, Blaues Kreuz, Freundeskreise, Guttempler-Orden und Kreuzbund. Ihre Beratungsstellen finden sich fast an jedem größeren Ort.

Die **Anonymen Alkoholiker** (AA) stellen einen Zusammenschluß von ehemaligen Alkoholkranken dar, die sich (ohne straffe Organisation) regelmäßig zu Gruppensitzungen (Meetings) treffen. Die AA gingen von den USA aus und haben sich in den letzten Jahrzehnten über viele Länder verbreitet. Die AA haben auch eigene Gruppen für Partner und Kinder von Alkoholkranken (Al-Anon bzw. Al-Ateen).

Das **Blaue Kreuz** Deutschland (BKD) will auf bewußt christlicher Grundlage Suchtgefährdeten und ihren Angehörigen umfassend helfen sowie dem Mißbrauch des Alkohols entgegenwirken. Seine Angebote der vorbeugenden, beratenden und nachgehenden Suchtkrankenhilfe (Begegnungsgruppen, Vereine, Beratungsstellen usw.) sowie seine Einrichtungen (Fachkrankenhäuser, Rehabilitationsheime und ein Familien-Ferienheim) verstehen sich als Glieder einer Therapiekette.

Das BKD ist als selbständiger Fachverband Mitglied des Diakonischen Werkes und arbeitet überkonfessionell.

Der **Kreuzbund** ist ein freier Zusammenschluß von Männern und Frauen, denen Selbsthilfe zuteil wurde und die aus eigener leidvoller Erfahrung heraus anderen zu helfen bereit sind. Er leistet Hilfe im Rahmen der Therapiekette: in der Behandlungsmotivation, in der begleitenden Hilfe während der ambulanten bzw. stationären Behandlung und ganz besonders im Bereich der Nachsorge durch seine Gruppenarbeit.

Schwerpunkte in der Arbeit des Kreuzbundes sind das Angebot persönlicher Hilfe für Suchtgefährdete und Suchtkranke und ihre Angehörigen, die sachliche Information über Hilfsmöglichkeiten, Hinführung zu Gruppenarbeit und sinnvoller Gestaltung des eigenen Lebensbereiches sowie der Aufbau tragfähiger Bindungen.

Der **Guttempler-Orden** ist eine Gemeinschaft alkoholfrei lebender Menschen. Seit seiner Gründung vor über 125 Jahren hilft er Alkoholgefährdeten, Alkoholkranken und deren Angehörigen

- durch bewußte alkoholfreie Lebenseinstellung des einzelnen zu verhindern, daß eine Abhängigkeit eintritt;
- Abhängigen aus ihrer Krankheit herauszuhelfen;
- Hilfestellung bei der Entwicklung der Persönlichkeit zu geben.

Nachfolgend einige zentrale Kontaktanschriften; von dort können Anschriften örtlicher Gruppen und sonstige Informationen angefordert werden:

═══ Bundesrepublik Deutschland

Deutsche Hauptstelle gegen die Suchtgefahren
Westring 2, 4700 Hamm/Westfalen

Deutscher Caritasverband e. V.
Referat Gefährdetenhilfe
Karlstraße 40, 7800 Freiburg i. Br.

Gesamtverband für Suchtkrankenhilfe im Diakonischen Werk der Evangelischen Kirche in Deutschland e. V.
Brüder-Grimm-Platz 4, 3500 Kassel

Blaues Kreuz in Deutschland e. V.
Freiligrathstraße 27, 5600 Wuppertal 2

Bundesarbeitsgemeinschaft der Freundeskreise für Suchtkrankenhilfe in Deutschland e. V.
Brüder-Grimm-Platz 4, 3500 Kassel

Deutscher Guttempler-Orden e. V.
Adenauerallee 45, 2000 Hamburg 1

Kreuzbund e.V. – Selbsthilfe und Helfergemeinschaft für Suchtkranke
Jägerallee 5, 4700 Hamm/Westfalen

Zentrale Kontaktstelle der Anonymen Alkoholiker
Postfach 100 422, 8000 München 1

Verband der ambulanten Beratungs- und Behandlungsstellen für Suchtkranke
Karlstraße 40, 7800 Freiburg i. Br.

Verband der Fachkrankenhäuser für Suchtkranke
Brüder-Grimm-Platz 4, 3500 Kassel

Österreich

Anonyme Alkoholiker
im: Bewährungszentrum für psychische und soziale Fragen
Griesplatz 27, 8010 Graz

Anonyme Alkoholiker
Postfach 91, 5400 Hallein

Anonyme Alkoholiker Wien
Albert Schweitzer-Haus, Schwarzspanierstraße 13, 1090 Wien

Evangelische Stiftung de la tour
9521 Treffen

Blaues Kreuz in Österreich
Bahnhofstraße 5, 4820 Bad Ischl

Eine Zentralstelle für Suchtmittelfragen stellt in Österreich das Anton-Proksch-Institut, Stiftung Genesungsheim Kalksburg, dar. Diese Institution unterhält im ost-österreichischen Raum viele Beratungsstellen. An das Institut können sich Interessierte auch mit den verschiedensten fachlichen Fragen wenden:

Anton-Proksch-Institut – Stiftung Genesungsheim Kalksburg
Behandlungszentrum für Alkohol- und Drogenabhängige
Mackgasse 7–9, 1237 Wien

Schweiz

Schweizerische Fachstelle für Alkoholprobleme und Dokumentationsstelle über die Drogenabhängigkeit
1001 Lausanne, Postfach 1063

Anonyme Alkoholiker (AA)
Schweiz. Kontaktstelle deutschsprachiger AA-Gruppen
Cramerstraße 7, 8004 Zürich

Blaues Kreuz der deutschen Schweiz
Postfach 2568, 3001 Bern

Schweizer Guttempler (IOGT)
Mattackerstraße 49, 8052 Zürich

Schweiz. Katholische Abstinentenliga
Postfach 563, 9001 St. Gallen

═ Italien (Südtirol)

Rehabilitationszentrum für Alkoholiker (CRA-RZA)
Gumergasse 10, Bozen

Zentrale Kontaktstelle der Anonymen Alkoholiker (AA)
Paternsteig 3, 39031 Bruneck

≡ Wie soll sich der Alkoholkranke nach einer Entwöhnungsbehandlung verhalten?

Vor allem in der ersten Zeit nach der Entlassung aus einer stationären Entwöhnungsbehandlung ist der Alkoholkranke noch stark gefährdet, wieder rückfällig zu werden (Seite 55). Wichtigster Schritt ist es deshalb, noch vor, spätestens aber sofort nach der Entlassung zu einer der Selbsthilfeorganisationen (Seite 71) oder Nachsorgegruppen persönlichen Kontakt aufzunehmen. In diesen Gruppen findet er bei seinem neuen Start in die Umwelt Unterstützung und Zugang zu anderen Menschen. Hier kann er auch die Angst vor seinen Arbeitskollegen (»Was werden die wohl sagen?«) besprechen oder das Unsicherheitsgefühl diskutieren, wenn er an einem neuen Arbeitsplatz anfängt (»Ob ich das wohl schaffen werde?«). Am Beispiel anderer ehemaliger Alkoholkranker kann er lernen, wie solche Probleme zu bewältigen sind.

Und wie steht es mit dem Stammtisch, mit Gasthäusern, Festveranstaltungen usw.? Soll er sich in diese Gefahren begeben?

Dem Alkohol ist in unserer Gesellschaft nicht auszuweichen! Wenn der Alkoholkranke sich relativ gefestigt fühlt, dem Verlangen widerstehen zu können, sollte er deshalb nicht versuchen, vor diesen Gefahren wegzulaufen. Sicherlich wird es jedoch in manchen Fällen besser sein, besonders gefährdende Veranstaltungen zu meiden. In jedem Fall aber ist es für den Alkoholkranken wichtig, offen und eindeutig zu sagen, daß er keinen Alkohol trinken will. In der Regel ist es nicht sinnvoll, diese Ablehnung eingehend zu begründen, womöglich noch mit Ausreden (z. B. »wegen der Leber«).

≡ Was sollen die anderen tun?

Was sollen die anderen tun, wenn der Alkoholkranke nach der Entwöhnungsbehandlung in einer Suchtfachklinik nach Hause kommt? Da der Alkoholismus nicht nur eine Angelegenheit des einzelnen Betroffenen ist, sondern auch ein Problem der Bezugspersonen, besonders der Familie (Seite 47), ist es sehr wichtig, wie sich diese ihm gegenüber verhalten.

In der Regel kann man davon ausgehen, daß der (ehemals) Alkoholkranke mit dem Willen zur Alkoholabstinenz und mit festen Plänen für eine Umgestaltung seiner Lebensführung heimkommt. Ob er diese Vorsätze verwirklichen bzw. durchhalten kann, hängt nicht zuletzt vom Verhalten der Umgebung ab. Angehörige, aber auch Arbeitskollegen, sollen die Alkoholprobleme des Betroffenen kennen und sich danach richten.

Die Erfahrung zeigt, daß Angehörige, Arbeitskollegen oder Stammtischfreunde sehr schnell akzeptieren, daß der Betroffene keinen Alkohol mehr trinkt. Dennoch sei hier darauf hingewiesen, daß es für den Betroffenen verhängnisvoll werden könnte, ihn in irgendeiner Form wieder zum Alkoholtrinken verleiten zu wollen. Zumindest taktlos wäre es, ihn bei jeder Gelegenheit mit spitzen Bemerkungen an seine Alkoholvergangenheit zu erinnern (z. B.: »Ach so, wir müssen ja wegen deines Trinkens auf dich Rücksicht nehmen!«).

Sehr wichtig ist es auch, den Betroffenen wieder voll, d. h. mit allen seinen früheren Rechten und Pflichten, in die Gemeinschaft aufzunehmen. Die Angehörigen sollen andererseits aber doch ein wachsames Auge auf den Betroffenen haben, vor allem auf sein Trinkverhalten. Wichtig ist es ferner, engen Kontakt mit der Behandlungsstelle zu halten und – wenn nötig – den Betroffenen dringend zu bitten, die entsprechenden Veranstaltungen zu besuchen (Seite 71 ff).

≡ Wer trägt die Behandlungskosten?

Der Suchtkranke hat Anspruch auf ärztliche ambulante und stationäre Behandlung und, wenn die Voraussetzungen erfüllt sind, auch auf Krankengeld bzw. Übergangsgeld. Als Kostenträger für die Behandlung in Fachkliniken kommen in Frage:

≡ Bundesrepublik Deutschland

Rentenversicherungsträger: Alkoholkranke, die zum Zeitpunkt der Antragstellung eine Versicherungszeit von 180 Kalendermonaten aufzuweisen haben oder in den vorausgegangenen 24 Kalendermonaten mindestens 6 Monate lang aufgrund eines versicherungspflichtigen Arbeitsverhältnisses Beiträge an den Rentenversicherungsträger entrichtet haben, erfüllen die versicherungsrechtlichen Voraussetzungen für Leistungen. Das gilt sowohl für die Bundesversicherungsanstalt für Angestellte (BfA) als auch für die jeweiligen Landesversicherungsanstalten der Arbeiter (LVA).

Krankenkassen: Alkoholkranke, die keinen Anspruch auf Leistungen durch den zuständigen Rentenversicherungsträger haben, weil sie die Voraussetzungen dafür nicht erfüllen, aber in einer gesetzlichen Krankenversicherung Mitglied sind, haben einen Anspruch auf Übernahme der Kosten für eine Behandlung in einer Fachklinik durch die zuständige Krankenkasse.

Überörtliche Träger der Sozialhilfe: Alkoholkranke, für die weder ein Rentenversicherungsträger noch eine gesetzliche Krankenkasse zuständig ist, können im Rahmen des Bundessozialhilfegesetzes (BSHG) Hilfe vom überörtlichen Träger der Sozialhilfe in Anspruch nehmen.

≡   Österreich

Für die Behandlungskosten und für das Krankengeld kommen in der Regel die Krankenkassen auf. Ausgenommen sind nur die sogenannten »chronischen Alkoholiker, bei denen Charakterveränderungen vorliegen«. Sind diese arbeitsunfähig und daher nicht krankenversichert, werden die Behandlungskosten von den Sozialbehörden (gemäß Sozialhilfe- oder Behindertengesetz) getragen. Ebenso ist dies der Fall bei Unversicherten (Sozial- und Behindertenhilfeempfänger) mit günstiger Prognose.

Die Sozialbehörden finanzieren heute üblicherweise nicht mehr nur die Behandlung in psychiatrischen Anstalten, sondern auch den stationären Aufenthalt in einer offenen Spezialeinrichtung.

≡   Wie kann man dem Alkoholismus vorbeugen?

In unserer Gesellschaft wäre es sicher ein unerreichbares Ziel, den Alkohol ganz allgemein zu verbieten. Alkohol hat in unserer jahrtausendlangen Tradition einen so festen Platz eingenommen, daß sich für ein Verbot in der Bevölkerung kein Verständnis gewinnen ließe. Außerdem zeigen viele Beispiele in anderen Ländern, daß ein Alkoholverbot keine Lösung des Problems »Alkoholismus« bedeutet. Wir müssen vielmehr mit dem Alkohol als Bestandteil unserer Gesellschaft leben. Einem erhöhten Alkoholkonsum kann jedoch vorgebeugt werden:

durch eine Verminderung des Alkoholangebots: Möglichkeiten dafür wären z. B. Erhöhung der Alkoholsteuer, Verbilligung alkoholfreier Getränke, Verbot des Alkoholverkaufs in Autobahnraststätten und Tankstellen, Alkoholverbot in den Betrieben während der Arbeitszeit, weniger Werbung für alkoholische Getränke;

durch bessere Informationen über Alkohol und Alkoholgefahren: Möglichkeiten dafür wären z. B. vermehrte Informationen in den privaten Betrieben und öffentlichen Organisationen (Polizei, Bundeswehr, Sportvereine, Verwaltungen usw.) und eine »Alkoholerziehung« in den Schulen (etwa ähnlich der Verkehrs- oder Sexualerziehung). Vor allem muß das Bewußtsein geweckt werden, daß Alkohol nicht mit anderen Genußmitteln wie Schokolade u. ä. verglichen werden kann;

durch Bekämpfung der sozialen und psychischen Ursachen des Alkoholismus: Möglichkeiten dafür wären z. B. aktive Finanz- und Sachhilfe bei wirtschaftlich schlecht gestellten Familien, Förderung von Erziehungs-, Ehe-, Familien- und Lebensberatungsstellen; durch die Mithilfe von Zeitungen, Radio und Fernsehen könnte weiterhin die öffentliche Meinung abgebaut werden, daß derjenige ein »Mann« sei, der viel Alkohol trinke, und derjenige ein »Schwächling«, der nichts trinke. Vor allem ist aber nötig die rechtzeitige und wirksame Behandlung von psychischen Störungen und zwischenmenschlichen Spannungen, die oft zum Alkoholmißbrauch Veranlassung geben.

Wichtig ist in jedem Fall: Je früher die Alkoholgefährdung erkannt und bekämpft wird, desto größer ist die Chance, ihr zu entrinnen!

Was können speziell Betriebe vorbeugend tun?

Da die meisten Menschen einen Großteil ihres Lebens an einem Arbeitsplatz zubringen und dort auch arbeitsplatzspezifischen Trinkgewohnheiten (Seite 47) ausgesetzt sind, kann ein Betrieb bei der Vorbeugung gegen den Alkoholmißbrauch und die Alkoholabhängigkeit eine große Rolle spielen.

Die Vorbeugung muß dabei auf verschiedenen Ebenen geschehen und über längere Zeit durchgeführt werden. So hat sich herausgestellt, daß Einzelaktionen (z. B. Aufklärungsvorträge) meistens nur recht geringen Erfolg haben. Es ist nämlich gar nicht leicht, seit Jahren eingeschliffenes Trinkverhalten und die positiven Einstellungen zum Alkohol, also das »Alkoholimage« zu verändern. Insofern wäre es auch falsch, durch solche vereinzelten Aktionen kurzfristige Erfolge erwarten zu wollen.

Viel besser ist es, in kleinen Schritten vorzubeugen. Ein erster Schritt könnte sein, den/die alkoholabstinenten Mitarbeiter zusammen mit anderen Interessierten zu einer Betriebsgruppe zusammenzufassen, die durch oftmalige selbstorganisierte Aktionen die übrigen Mitarbeiter über Alkohol und seine Probleme informiert und aufklärt. Zu denken wäre hier an »konzertierte Aktionen« wie z. B. wiederholte Vorträge und Plakatveranstaltungen, um das bislang positive »Image« des starken Alkoholkonsumenten zu verändern, und an ständige Informationen durch Anschläge am Schwarzen Brett über Hilfe- und Beratungsmöglichkeiten.

Aus dieser Betriebsgruppe ließe sich ein Vertrauensmann benennen, der den Mitarbeitern sozusagen als »Anlaufstelle« zu bestimmten Zeiten zu persönlichen Gesprächen zur Verfügung steht und für diese Zeit auch freigestellt wird.

Zugleich sollten innerhalb des Betriebs Zielgruppen auf den verschiedenen Ebenen der Betriebshierarchie bestimmt werden (z. B. Lehrlinge, Meister, Verwaltungsangestellte, Betriebsrat), die – u. U. auch durch externe Fachleute – über das Alkoholproblem informiert und für den Umgang mit alkoholauffälligen Kollegen geschult werden.

Alle diese Maßnahmen sollten dabei eingebettet sein in ein Präventivprogramm, das folgende Ziele umfaßt:

- Änderungen der Trinkgewohnheiten im Betrieb, d. h. Trinkanlässe abbauen und z. B. Geburtstage u. ä. alkoholfrei feiern;
- das Image alkoholfreier Getränke im Betrieb heben, d. h. alkoholfreie Getränke (auch alkoholfreies Bier!) zu niedrigem Preis anbieten;
- die Griffnähe alkoholischer Getränke vermindern, d. h. beispielsweise die Bierautomaten so plazieren, daß der ständige Zugang zu ihnen erschwert wird;
- dem/den Vorgesetzten und den Betriebs-/Personalräten ihre Vorbildwirkung bewußt machen und sie in ihrem vernünftigen Umgang mit Alkohol stärken.

Sollte sich ein Betrieb tatsächlich zu einem Alkohol*verbot* entschließen, dann ist es aber unbedingt erforderlich, daß dieses Verbot für *alle* im Betrieb Beschäftigten zu gelten hat, also auch für Betriebsräte und Vorgesetzte bzw. Chefs!

≡ Ist »alkoholfreies« Bier für den Alkoholkranken gefährlich?

»Alkoholfreie« Biere sind bereits seit mehr als einem Jahrzehnt im Handel erhältlich. Es handelt sich dabei um *echtes* Bier, d. h., daß es auch im Herstellungsverfahren weitestgehend dem »normalen« Bier entspricht.

Ist alkoholfreies Bier aber tatsächlich »alkoholfrei«? Strenggenommen: Nein! In der Bundesrepublik Deutschland gelten Biere dann als »alkoholfrei«, wenn sie nicht mehr als 0,5 Vol% Alkoholgehalt haben – im Gegensatz zum »normalen« Bier, welches ca. 4–7 Vol% reinen Alkohol beinhaltet. Das bedeutet also, daß man mindestens 8–10 Flaschen »alkoholfreies« Bier trinken müßte, um denselben Blutalkoholspiegel zu erreichen wie mit 1 Flasche »normalem« Bier – nicht eingerechnet die Tatsache, daß im Verlaufe der Trinkzeit der Alkohol im Blut laufend abgebaut wird (Seite 41). Folglich ist es kaum möglich, sich mit »alkoholfreiem« Bier zu betrinken. Übrigens ähnliche Mengen Alkohol (weniger als 0,5 Vol%) kommen auch in vielen Lebensmitteln (z. B. Fruchtsafte) vor.

Für die Allgemeinheit ist das »alkoholfreie« Bier ein sicher hervorragendes und auch völlig unbedenkliches Getränk, vor allem hinsichtlich der Fahrtauglichkeit im Straßenverkehr. Es stellt somit eine wirkliche Alternative dar zum »normalen« höherprozentig alkoholhaltigen Bier.

Bedenken, »alkoholfreies« Bier zu trinken, bestehen allenfalls bei (ehemals) Alkoholabhängigen aus psychologischen Gründen. Da »alkoholfreies« Bier im Geschmack, Geruch, und Farbe sich von höherprozentigem alkoholhaltigem Bier kaum unterscheidet, könnte es sein, daß ein jetzt abstinenter Alkoholabhängiger durch das »alkoholfreie«

Bier wieder »auf den Geschmack« kommt und erneut zum höherprozentig alkoholhaltigen Bier greift. Im Vordergrund steht für diesen Abhängigen allerdings bestimmt, daß er durch das höherprozentig alkoholhaltige Bier Alkohol*wirkung* erzielen will (Seite 21 und 55). Seinen Rückfall versucht er vor sich selbst und vor anderen aber damit zu rechtfertigen, daß er sagt, das »alkoholfreie« Bier schmecke ihm nicht und er wolle wieder einmal »richtiges« Bier trinken.

Praktische Ratschläge für Angehörige

≡   ## Was heißt: »richtig« helfen?

Wenn Angehörige eine Beratungsstelle aufsuchen, haben sie häufig schon über Jahre oder gar Jahrzehnte hinweg versucht, dem Betroffenen bei seinem Alkoholproblem zu helfen. Immer wieder aber haben sie Enttäuschungen erfahren, wurden belogen, oft sogar beschimpft. So entwickelte sich mehr und mehr die Meinung, daß dem Angehörigen überhaupt nicht zu helfen sei. Stimmt dies aber tatsächlich?

Offensichtlich waren jene Hilfen, die die Angehörigen jeweils versucht haben erfolglos, waren also vielleicht »falsche« Hilfen. Was heißt dann aber: »richtig« helfen?

So paradox es klingt, so schwierig es zu verstehen und häufig auch in die Tat umzusetzen ist: »Richtig« helfen heißt (fast) immer *nicht* helfen!

Wie läßt sich eine solche Haltung begründen?

Ob Familie, Arbeitsgruppe im Betrieb oder andere Gemeinschaften – sie alle stellen irgendwie ein System von sozialen Beziehungen dar, das nur dann gleichgewichtig und ungestört bleibt, wenn alle »an einem Strick ziehen«, also sich so verhalten, daß einer dem anderen möglichst selten unangenehm auffällt und ihn möglichst wenig belastet. Arg belastet ist ein solches System natürlich durch einen Alkoholkranken! Ob nämlich Angehörige oder Mitarbeiter – man hat (fast) täglich die Folgen (z.B. Streit, finanzielle Probleme, Arbeitszeitausfall) auszuhalten, die das häufige Trinken mit sich bringt (vgl. Seite 25).

Wie aber ist es zu dieser Situation gekommen? Solange der Betroffene vielleicht witzig, fleißig oder zugänglich war, wurde er – oft gerade wegen dieser Wesenszüge – von allen geschätzt und geachtet. Störend wurde er für Familie, Betrieb und Gesellschaft eigentlich erst, als die genannten unangenehmen Folgen seines Trinkens zu spüren waren. Allerdings hatte ihn sein Umfeld in seinem Trinken auch unterstützt: Vorgesetzte hatten Urlaubsmeldungen geschrieben, wenn er angetrunken zum Dienst erschien, die Ehefrau hatte ihn wegen »Erkältung« entschuldigt, wenn er »blau« zu Hause im Bett lag und nicht arbeiten konnte. Familie, Vorgesetzte und Freunde hatten auf diese Weise eine Art Beschützerrolle übernommen, dem Betroffenen damit aber Verantwortung abgesprochen. Die Folge: sinkendes Selbstwertgefühl des Alkoholkranken und damit ein Grund zum weiteren Trinken, was wiederum die Beschützerrolle des Umfelds verstärkte. Da also der Betroffene keine konkreten Konsequenzen seines Alkoholkonsums verspürte, brauchte er auch sein Verhalten nicht zu ändern: 5, 10, 15 Jahre und länger wiederholt sich das gleiche Spiel!

Fazit: Erst, wenn das Umfeld *nicht* mehr hilft, den Betroffenen gegenüber Freunden, Vorgesetzten usw. *nicht* mehr entschuldigt und ihn damit die Konsequenzen seines Trinkens deutlich *erleben* läßt (Seite 25), wird der Betroffene gezwungen sein, selbst etwas für seine Gesundung zu tun!

Diese oftmals sehr harte und konsequente Vorgehensweise ist für den Alkoholkranken die »richtige« Hilfe, weil sie ihn am ehesten dazu führt, seine Krankheit zu überwinden. Im anderen Fall, nämlich ihn die Konsequenzen nicht erleben zu lassen, schadet dies dem Betroffenen, indem es ihn davon abhält, frühzeitig fachlich qualifizierte Hilfe in Anspruch zu nehmen.

≡ Welche Anzeichen deuten auf Alkoholabhängigkeit hin?
Woran ist die Alkoholkrankheit zu erkennen?

Im folgenden sollen systematisch einige Punkte aufgeführt werden, die den Verdacht auf eine Alkoholkrankheit rechtfertigen:

- Zittern der Hände,
- Gedächtnislücken,
- Schlafstörungen und Alpträume,
- morgendlicher Brechreiz,
- versteckte Alkoholvorräte und heimliches Trinken,
- Trinken zur Entspannung.

Die positive Beantwortung einer oder zweier Fragen genügt nicht für den Verdacht auf Alkoholmißbrauch. Je mehr Fragen bejaht werden, desto größer wird der Verdacht.

Hinweise darauf, ob jemand alkoholkrank ist, gibt auch der »Kurzfragebogen für Alkoholgefährdete (KFA)« (Seite 91).

≡ Was soll man tun,
wenn der Partner Alkoholkranker ist?

Man sollte.

- zuerst einmal sich selbst über das Wesen der Alkoholkrankheit informieren;
- akzeptieren, daß es sich beim Alkoholismus tatsächlich um eine Krankheit handelt und nicht um einen bloßen Charakterfehler;
- den eigenen Standpunkt klar bestimmen, Zusammenhänge begreifen lernen und auch im eigenen und im Interesse der Kinder konsequent handeln;
- sich positiv und verständnisvoll auf den kranken Partner einstellen, ohne ihn nach eigenen Vorstellungen ändern zu wollen;

- die sozialen Folgen des Trinkens (z. B. durch Entschuldigung beim Arbeitgeber und bei Verwandten) nicht dauernd vertuschen wollen;
- nicht selber den Mut verlieren, selbst wenn man nicht alles richtig macht;
- sich sachverständige Hilfe z. B. bei einer ambulanten Beratungsstelle (Seite 65) suchen;
- eventuelle Maßnahmen genau überlegen, klar planen und auch konsequent durchführen;
- den eigenen Alkohol- (und Medikamenten-)Konsum überdenken;
- an einer Selbsthilfegruppe für Angehörige von Alkoholkranken teilnehmen (z. B. an den Gruppentreffen der AL-Anon [Seite 71]).

Was soll man nicht tun, wenn der Partner Alkoholkranker ist?

Keinen Sinn hat es:

- dem Partner zeigen, daß man sich selbst für einen besseren Menschen hält und die Schuld beim anderen suchen;
- Drohungen äußern, die man nicht ausführt oder nicht ausführen kann;
- Vorwürfe (»Gardinenpredigten«) machen und herumnörgeln;
- sogenannte Hausmittel verabreichen, z. B. irgendwelche Medikamente;
- Flaschen verstecken oder ausgießen;
- versuchen, alle Schwierigkeiten zu beheben (z. B. Schulden zu bezahlen), in die sich der alkoholkranke Partner gebracht hat, weil man so verhindert, daß der Partner aus diesen Schwierigkeiten lernt und Konsequenzen zieht;
- das Problem immer nur für sich behalten, statt sachverständige Hilfe aufsuchen;
- mit dem Partner ernsthaft über Probleme sprechen wollen, solange er angetrunken ist.

Was soll man nicht tun, wenn der Partner versucht, mit dem Trinken aufzuhören?

Keinen Sinn hat es:

- dies rechthaberisch oder triumphierend als eigenen Erfolg darstellen (»endlich hast Du mir gefolgt!«);
- sofort mit einem 100%igen Erfolg rechnen;
- eifersüchtig sein auf die Institution oder auf die Menschen, die sich der Partner zur Behandlung aussucht;
- der Abstinenz ständig mißtrauisch begegnen;
- den Partner allzu ängstlich vom Alkohol fernhalten wollen und keine Veranstaltungen besuchen, auf denen andere Alkohol trinken;
- unnötige Vorwürfe über die Vergangenheit machen;
- sich selber betrinken oder Tabletten ohne ärztliche Verordnung einnehmen;
- dem Partner statt Alkohol Medikamente geben;
- mit ihm allzu behutsam und vorsichtig umgehen;
- den Partner in Versuchung führen.

Was soll man tun, wenn der Partner verspricht, mit dem Trinken aufzuhören?

Man sollte:

- dem Partner nach und nach wieder Verantwortung übertragen;
- Anteil nehmen an dem, was den Partner interessiert;
- die Hobbys des Partners unterstützen;
- eine angenehme häusliche Atmosphäre schaffen;
- versuchen, ihn in eine Behandlung zu bringen;
- ihn auch verstärken für Verhaltensweisen, die nicht direkt mit dem Vorsatz zu tun haben, mit dem Trinken aufzuhören.

Anhang

≡ **Wie hoch ist der Alkohol- und Kaloriengehalt von alkoholischen Getränken?**

Aus Tab. 5 ist z. B. zu berechnen, daß in 1 l Bier (4%-Alkohol-anteil) ebensoviel Alkohol enthalten ist wie in 5 kleinen Schnäpsen (40%-Alkoholanteil), nämlich insgesamt 40 ml reiner Alkohol!

Tab. **5**

Getränk	kcal/l (kJ) (1 kcal = 4,2 kJ)	Alkoholgehalt in Vol% (= ml/100 ml)
Bier	300–500 (1300–2100)	3,5–7,0*
Tafelwein	600–1200 (2500–5000)	8,0–12,0
Likör	schwankend je nach Zuckergehalt	30,0–50,0
Branntwein (Brandy)	2450–2800 (10 300–11 800)	40,0–50,0
Whisky	2450 (10 300)	40,0–55,0
Rum	3120 (13 100)	45,0
Sekt	800 (3360)	12,0–14,0
Portwein	etwa 1630 (6850)	15,0

1 ml (Vol%) = 0,8 g Alkohol

* Starkbier evtl. mehr; sog. Malzbier und alkoholfreies Bier sind nicht völlig alkoholfrei (alkoholfreies Bier maximal 0,5 Vol%, vgl. Seite 81)

≡ Wovon hängt die Geschwindigkeit der Alkoholaufnahme ins Blut ab?

Die Geschwindigkeit der Alkoholaufnahme ins Blut (= Resorption) hängt ab von:

– der Trinkweise (langsam, schnell, »überstürzt«),
– der Art des Getränkes (kohlensäurefreies oder kohlensäure-haltiges Getränk, hoher oder niedriger Alkoholgehalt),
– vom Füllungsstand des Magens (Trinken auf nüchternen Magen oder während der Mahlzeiten).

Die größte Konzentration des Alkohols im Blut wird ca. 60–90 Minuten nach dem Genuß einer bestimmten Alkoholmenge erreicht. Wesentlich schneller jedoch kommt es zur Alkoholkonzentration im Blut bei Magenoperierten.

≡ Wie wird der Alkohol im Körper abgebaut?

Der Abbau des Alkohols im Körper beginnt sofort nach dem Genuß von alkoholischen Getränken. Nur relativ geringe Mengen des getrunkenen Alkohols werden unverändert durch die Nieren, durch die Lungen oder durch die Haut ausgeschieden; der größte Teil (ca. 90%) muß von der Leber verarbeitet werden. Dies bedeutet natürlich, daß die Leber vor allen anderen Organen durch den Alkoholmißbrauch gefährdet ist. In einer Stunde werden ca. 0,1‰ Alkohol abgebaut. Das heißt also, daß bei einem Angetrunkenen mit 1–1,5‰ Alkohol im Blut mehr als 10 Stunden notwendig sind, bis sich kein Alkohol mehr im Blut findet.

≡ ## Welche Möglichkeiten gibt es zur Bestimmung des Blutalkoholspiegels?

Zum Nachweis der getrunkenen Menge Alkohol finden verschiedene Methoden Anwendung:

Nachweis des Alkoholspiegels im Blut
Dies ist die sicherste und genaueste Methode, den Alkoholspiegel festzustellen. Dazu muß vom Arzt eine Blutprobe entnommen werden. Die Bestimmung des Blutalkoholspiegels (BAS) geschieht durch verschiedene Methoden, die sich in ihrer Genauigkeit nur geringfügig unterscheiden (Widmark-Methode, ADH-Methode, Gaschromatographie).

Nachweis des Alkoholgehalts in der Ausatmungsluft
(Der Alkoholgehalt der Ausatmungsluft steht in enger Beziehung zum BAS.) Bei diesem Verfahren muß der Angetrunkene in ein Röhrchen blasen, in dem eine Schicht Kristalle aus bestimmten chemischen Stoffen eingelagert ist. Färben sich diese Kristalle grün, so kann anhand einer vorgegebenen Markierung der BAS geschätzt werden. Diese Methode ist jedoch weniger genau als die Bestimmung des Alkoholgehalts im Blut.

In neuerer Zeit wurden für diesen Zweck auch Geräte entwickkelt, die auf verschiedenen chemisch-physikalischen Prinzipien beruhen, z. B. Infrarot-Absorption. Sie sind zuverlässiger als die Alkotest-Röhrchen, aber für gutachterliche Zwecke noch zu ungenau.

≡ Kurzfragebogen für Alkoholgefährdete (KFA) (* Copyright Beltz-Verlag Weinheim)

	ja	nein
1. Leiden Sie in der letzten Zeit häufiger an Zittern der Hände?	....	....
2. Leiden Sie in der letzten Zeit häufiger an einem Würgegefühl (Brechreiz), besonders morgens?	....	....
3. Werden das Zittern und der morgendliche Brechreiz besser, wenn Sie etwas Alkohol trinken?	....	....
4. Leiden Sie in der letzten Zeit an starker Nervosität?	....	....
5. Haben Sie in Zeiten erhöhten Alkoholkonsums weniger gegessen?	....	....
6. Hatten Sie in der letzten Zeit öfter Schlafstörungen oder Alpträume?	....	....
7. Fühlen Sie sich ohne Alkohol gespannt und unruhig?	....	....
8. Haben Sie nach den ersten Gläsern ein unwiderstehliches Verlangen, weiter zu trinken?	....	....
9. Leiden Sie an Gedächtnislücken nach starkem Trinken?	....	....
10. Vertragen Sie z. Zt. weniger Alkohol als früher?	....	....
11. Haben Sie nach dem Trinken schon einmal Gewissensbisse (Schuldgefühle) empfunden?	....	....
12. Haben Sie ein Trinksystem versucht, z. B. nicht vor bestimmten Zeiten zu trinken?	....	....
13. Bringt Ihr Beruf Alkoholtrinken mit sich?	....	....
14. Hat man Ihnen an einer Arbeitsstelle schon einmal Vorhaltungen wegen Ihres Alkoholtrinkens gemacht?	....	....
15. Sind Sie weniger tüchtig, seitdem Sie trinken?	....	....
16. Trinken Sie gerne und regelmäßig ein Gläschen Alkohol, wenn Sie alleine sind?	....	....

Auswertung siehe nächste Seite

17. Haben Sie einen Kreis von Freunden und Bekannten, in dem viel getrunken wird? ....

18. Fühlen Sie sich sicherer, selbstbewußter, wenn Sie Alkohol getrunken haben? ....

19. Haben Sie zu Hause oder im Betrieb einen kleinen versteckten Vorrat mit alkoholischen Getränken? ....

20. Trinken Sie Alkohol, um Streßsituationen besser bewältigen zu können oder um Ärger und Sorgen zu vergessen? ....

21. Sind Sie oder/und Ihre Familie schon einmal wegen Ihres Trinkens in finanzielle Schwierigkeiten geraten? ....

22. Sind Sie schon einmal wegen Fahrens unter Alkoholeinfluß mit der Polizei in Konflikt gekommen? ....

Auswertung:
Jede mit »Ja« beantwortete Frage erhält einen Punkt, die Fragen 3, 7, 8, 14 erhalten 4 Punkte.
Bei einer Gesamtpunktzahl von 6 und mehr liegt zumindest eine Alkoholgefährdung vor.

Nachwort

Die 3. Auflage erscheint 5 Jahre nach der 2. Auflage. Dieser relativ große zeitliche Abstand gab Veranlassung zu zahlreichen Überarbeitungen in fast allen Kapiteln und zu einzelnen Erweiterungen, vornehmlich im Kapitel über Medikamentenmißbrauch, aber auch bei den praktischen Ratschlägen für Erwachsene. Wir haben versucht, einige Begriffe genauer zu definieren, haben eine zusätzliche Information über Rechtsfragen eingefügt und sind auch eingegangen auf Möglichkeiten der Suchtkrankenhilfe in Betrieben. Außerdem haben wir die Angaben über die Verhältnisse in der Schweiz weit ausführlicher dargestellt.

Mit allen diesen Änderungen wollten wir einerseits den Wünschen einiger Kritiker entsprechen, andererseits den wissenschaftlich-praktischen Entwicklungen in der Suchtforschung und Suchttherapie der letzten Jahre Rechnung tragen.

Es versteht sich von selbst, daß wir die Angaben über Zahlen und Adressen aktualisiert haben.

Die statistischen Daten und die Bestimmungen aus Österreich wurden uns von Frau Dr. IRMGARD EISENBACH-STANGL vom Ludwig-Boltzmann-Institut für Suchtforschung, Wien, zur Verfügung gestellt, das Kapitel über alkoholbedingte Kündigung eines Arbeitsnehmers stammt von SIEGFRIED REICHENBACH, Direktor des Arbeitsgerichts, Passau. Wir möchten uns für ihre Mitarbeit sehr herzlich bedanken.

Besonderer Dank gilt auch Frau CHRISTINA RUSTLER, Sekretärin an der Psychosozialen Beratung und Behandlung, Passau, für die Anfertigung des Manuskripts und Herrn NORBERT BRUST, dem Leiter der Ergotherapie des Max-Planck-Instituts für Psychiatrie und seinen Mitarbeitern für die Neugestaltung der graphischen Darstellungen.

WILHELM FEUERLEIN
FRANZ DITTMAR

≡ **Sachverzeichnis**